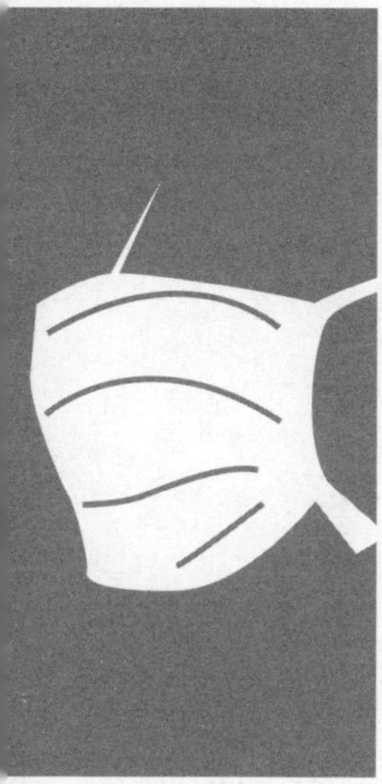

危化行业职业病防治专项集体合同实用指南

本书编写组◎编

中国工人出版社

职业病防治专项集体合同实用指南系列丛书 编委会

前言

近年来，我国职业病危害问题日趋凸显，职业病报告病例总体呈上升趋势，严重威胁着劳动者的身体健康和生命安全。减少和控制职业病的发生已经成为各方关注的社会和民生问题。

为更好地维护劳动者的安全健康合法权益，中华全国总工会制定下发了《关于加强工会参与职业病防治工作的意见》，要求各地、各企业工会加大职业病防治工作参与力度，依法代表劳动者与用人单位签订劳动安全卫生专项集体合同，进一步明确劳动关系双方的权利和义务，推动职业病防控工作制度化、规范化。各地、各企业工会将推广应用劳动安全卫生专项集体合同作为工会劳动保护工作的重要内容，推动专项集体合同覆盖范围不断扩大，在促进企业落实职业病防治主体责任、构建和谐劳动关系方面发挥了积极作用。但是，当前在实行专项集体合同工作中还存在协商不充分、程序不规范、内容不具体、履行不到位等情况。针对这些问题，中华全国总工会劳动和经济工作部对四川省总工会开展职业病防治专项集体合同工作的经验进行了全面总结，委托攀钢集团有限公司工会和攀钢劳研所，对职业危害突出的四个重点行业的职业病防治专项集体合同内容开展专题研究，编写了《职业病防治专项集体合同实用指南系列丛书》，目的是帮助工会干部掌握专项集体合同所涉及的职业卫生基本内容，加强企业实际和职业危害防控重点，有针对性地开展沟通和协商。

该丛书共分五册，分别是:《职业病防治专项集体合同实用指南（通用版）》《煤炭行业职业病防治专项集体合同实用指南》《非煤矿山行业职业病防治专项集体合同实用指南》《危化行业职业病防治专项集体合同实用指南》《建材行业职业病防治专项集体合同实用指南》。通用版分册体现了国家法律、法规和技术规范对职业病防治工作的共性要求，为专项集体合同所涉及的职业病防治内容提供了基本参考。四个行业分册体现了不同行业职业病防治工作的特殊要求，提供了针对性更强的行业范本。该丛书具有一定的实用性和可操作性，为各级工会做好新形势下劳动安全卫生专项集体合同工作提供了借鉴。

该丛书在编写过程中，得到了中国疾控中心职业卫生所李涛所长、上海市疾控中心贾晓东博士、北京义联劳动法律援助与研究中心黄乐平主任、四川大学化学学院殷勤俭教授、四川省疾控中心杜利利和王林研究员等专家的大力支持，在此表示诚挚的感谢！

由于时间匆促，编者水平有限，恳请广大工会干部和读者对疏漏和不足之处批评指正。

编者

2016 年 11 月

使用说明

一、内容取舍。书中所涉及的合同范本（第二章第三节）的条款可根据用人单位实际情况删减，但应保证工作场所实际存在的职业病危害受到控制，职业病危害因素的强度（浓度）符合国家职业卫生标准和卫生要求。

二、工作场所与工序职业病危害因素确定。合同范本给出的主要工序职业病危害因素清单由《职业病危害因素分类目录》（卫法监发〔2002〕63号）导出。因时间变化，工艺和技术发展，职业病危害因素行业举例可能出现变化。故实际引用时，应征询本单位主管职能部门意见，对主要工序职业病危害因素进行订正后方可使用。

三、工序与工种。各用人单位工序、工序与工种对应关系不完全相同。实际引用时，应先确定本单位工序，再确定与工序相对应的工种，从而得到接害工种清单。

目录

第一篇

职业病防治专项集体合同概述

一、职业病防治专项集体合同的基本概念

专项集体合同，是指用人单位与本单位职工一方（或者行业、区域工会组织代表职工与相应的行业、区域企业代表组织或企业代表之间）根据法律、法规、规章的规定，就平等协商的某项内容签订的专项书面协议。职业病防治专项集体合同是依据职业病防治法律、法规等，就职业病防治方面的内容进行平等协商签订的专项书面协议。签订职业病防治专项集体合同（以下简称专项集体合同）对于规范劳动关系双方在职业病防治方面的权利和义务，推动企业加强职业病防治管理，维护职工安全健康权益，促进企业发展，构建和谐劳动关系具有重要意义。

二、职业病防治专项集体合同的总体原则

（一）法治原则

法治原则要贯穿于职业病防治专项集体合同协商签订的全过程，其协商内容、协商过程、签订程序必须合法，只有遵循法治原则，合同才能具有法律效力，对用人单位和劳动者才能具有法律约束。当发生争议时，劳动关系双方应保持理智、克制的态度并努力通过法律途径予以解决。

（二）平等原则

互相尊重、平等协商是签订职业病防治专项集体合同的基本前提，劳动关系双方依法享有平等的地位和利益主张。在专项集体合同协商、签订的过程中，要真实反映双方的意愿，充分考虑和认真对待对方的关切，公平合作，弥合分歧，取得共识，使签订的专项集体合同能够得到切实履行。

（三）共赢原则

协商签订专项集体合同要兼顾劳动关系双方的合法权益，在统筹双方利益的基础上把劳动者的合理要求与用人单位的实际情况结合起来，既要保证

劳动者的权益不受侵害，也要防止出现不合实际的过高要求，保证双方共同受益，实现互利共赢的目标。

三、职业病防治专项集体合同的主要内容

职业病防治专项集体合同的主要内容包括：职业病防治责任制、职业卫生管理机构和规章制度、操作规程；职业卫生条件、职业危害告知、防护设施和职业卫生投入；职业卫生教育培训制度；个人保护用品的发放、维护和使用标准；职业健康检查、职业健康监护和档案管理、职业病诊断与职业病病人保障；职业病防护应急救治措施；女职工和未成年工的特殊保护；合同履约监督和违约责任；合同争议处理的条款；合同有效期限和变更、解除和终止条款等。

四、职业病防治专项集体合同协商签订程序

（一）协商准备

1. 资料收集

订立一份内容具体可行、针对性强的职业病防治专项集体合同，需要对相关资料进行收集和梳理，主要包括以下几个方面：

（1）用人单位职业病防治情况：工作场所存在的职业病危害因素，职业病防治规章制度、操作规程，职业病危害事故应急救援措施和工作场所职业病危害因素检测评价情况，职业卫生培训制度，个体防护情况，职业健康检查和档案管理情况，职业病发病和职业病病人保障情况，劳动者职业卫生诉求及对职业病防治工作的意见、建议等。

（2）国家和地方有关集体合同、职业病防治的法律、法规、政策、制度、标准及有关文件等。

工会可以通过正常渠道和程序，以书面形式要求用人单位提供相关资料，并列出索取资料明细表。用人单位有义务和责任向工会方协商代表提供与职业病防治专项集体合同有关的情况资料，工会方协商代表对用人单位相

关情况有保守秘密的义务。

2. 调查研究

（1）工会方协商代表应深入基层通过召开座谈会、问卷调查或直接听取意见等方式，征求职工在职业病防治方面的意见和要求，使协商议题在形成时充分体现多数职工的意愿。

（2）深入现场了解用人单位职业病防治工作的实际开展情况，进一步确定重点职业病危害、危害程度、产生因素及主要职业病病种。对于用人单位职业病防治工作的相关资料内容不完整的或对其存在疑问的，应深入现场验证，保证资料的准确性和真实性。

3. 拟定草案

协商双方在确定协商议题后，可以由单独一方或双方共同研究拟定文本草案，供协商双方参考。合同文本草案的主要内容包括实体性规定和程序性规定两个方面。

实体性规定主要是职业病防治的标准和要求，包括：

（1）职业病危害因素。例如，应逐一列举用人单位存在或产生的主要职业病危害因素。

（2）职业病防治管理措施。例如，用人单位的职业病防治计划、职业卫生规章制度和操作规程、应急救援措施、职业卫生培训、劳动保护和津贴待遇、不同岗位防护用品配备的周期及种类等。

（3）职业健康检查。例如，职业健康检查周期及检查对象、职业健康监护档案管理、检查费用的提取和使用等。

（4）女职工和未成年工的特殊保护。例如，女职工孕期和哺乳期的劳动保护、未成年工的劳动保护等。

（5）拒绝违章指挥和强令进行没有职业病防护措施作业的处理程序。

（6）用人单位对患职业病劳动者的安置和保障等情况。

程序性规定主要是与职业病防治专项集体合同签订有关的程序要求，包括：

（1）合同期限。

（2）变更、解除及终止的条件和程序。

（3）履行合同期间争议协商的处理办法。

（4）违反合同的责任。

（5）合同的监督和管理等。

职业病防治专项集体合同除以上内容外，双方还可以从实际出发，通过集体协商，共同约定与职业病防治相关的其他内容。

（二）提出协商要约

提出协商要约是开展协商和签订专项集体合同的法定程序。工会和用人单位任何一方均可就签订专项集体合同以及相关事宜以书面形式向对方提出进行集体协商的要求。一方提出集体协商要求的，另一方应当在收到集体协商要求之日起 20 日内以书面形式给予回应，无正当理由不得拒绝进行集体协商。通常情况下由工会方向用人单位方主动提出要约。（附范本）

职业病防治专项集体合同协商要约书（范本）

×××董事长（总经理）：

为维护职工职业安全健康的合法权益，促进企业的持续发展，根据《中华人民共和国劳动法》《中华人民共和国工会法》《中华人民共和国职业病防治法》和《集体合同规定》等的规定，提出集体协商和签订《职业病防治专项集体合同》的要求。为使协商工作顺利进行，发出如下要约：

一、协商会议的时间、地点

1. 时间：协商时间建议定于××××年××月××日。

2. 地点：协商地点建议定在××××会议室。

二、协商的主要内容

根据用人单位职业病防治工作情况选择需要协商的事项。

三、协商代表的确定

按照有关规定，建议双方各派×名协商代表。职工方协商代表是：首席代表（工会主席）为：×××，职务：××××。其他代表为：×××、×××、×××。

请行政方尽快提出代表名单，以便做好协商前的准备工作。

四、需要提供的资料

1. 用人单位职业病防治的相关制度、规定、准则等。

2. 用人单位签订劳动合同的人数及职业病患病人数等的相关数据资料。

3. 用人单位职业病防治工作的开展情况。

4. 其他有关资料。

以上资料请在协商会议开始前 5 日，提供给职工方首席协商代表，所涉及的商业秘密，本方代表将严格遵守保密规定。

请收到本要约书之日起 20 日内作出书面答复。

××××工会

××××年××月××日

职业病防治专项集体合同协商要约回复书（范本）

×××工会：

你会发出的职业病防治专项集体合同协商要约书收悉，现就有关事项答复如下：

1. 同意要约书中提出的协商时间和地点。

2. 同意要约书中提出的协商内容。

3. 行政方协商代表确定为：首席代表×××，其他代表是×××、×××、×××。

4. 行政方已将有关材料准备好，届时按规定提交。

以上答复如有异议，请及时沟通。

××××单位（企业法人代表）：×××

××××年××月××日

（三）产生协商代表

协商对于能否顺利签订合同至关重要，应当严格按照法定程序、条件及构成比例，选派或推举有一定能力、水平和素质的人员担任协商代表。协商代表包括职工方和企业方代表，协商双方代表人数应当对等，每方至少三人，并各自确定一名首席代表，双方协商代表不得相互兼任。

职工方协商代表由本单位工会选派或民主推举产生。首席代表由本单位工会主席担任，工会主席可以书面委托其他协商代表代理首席代表。用人单位一方协商代表由本单位法定代表人指派，首席代表由单位法定代表人担任或由其书面委托的其他管理人员担任。

协商双方首席代表可以书面委托本单位以外的专业人员作为本方协商代表，委托人数不得超过本方代表的1/3。首席代表不得由非本单位人员代理。

协商代表的职责主要包括：参加集体协商；接受本方人员质询；及时向本方人员公布协商情况并征求意见；提供与平等协商有关的情况和资料；代表本方参加平等协商争议处理；监督专项集体合同的履行；法律、法规和规章规定的其他职责。

首席协商代表主要负责主持协商会议，组织协调协商工作，并对协商过程中发生的问题提出处理建议、签署协商会议纪要与合同文本等。

工会可以更换职工方协商代表，并按规定重新选派或推举新的协商代表。用人单位法定代表人可以更换本方协商代表。协商代表因更换、辞任或由于不可抗力等造成空缺的，应在空缺之日起15日内产生新的协商代表。

（四）开展协商

平等协商主要采取协商会议的形式，由双方人数对等的正式代表参加，协商会议由双方首席代表轮流主持。

协商会议的程序如下：

（1）宣布议程、协商规则和会议纪律。

（2）要约方的首席代表介绍协商准备过程、协商具体内容和要求、提出协商议案的理由和依据。受约方首席代表就对方的要求作出回应。

（3）协商双方就协商事项发表各自的意见，并展开充分讨论。

（4）双方首席代表归纳意见，就达成一致的意见提出共同确认的表述方式。

（5）形成集体合同草案。

协商的注意事项如下：

（1）协商会议一般按照双方协定的议题进行，可进行一轮或多轮协商，在原定议题协商完毕后，双方均可提议增加新的协商内容，每次协商会议结束后必须做好会议结果的记录备案工作，并要求双方首席代表签字确认。

（2）协商未达成一致或出现事先未预料的问题时，经双方同意可以中止协商。中止期限及下次协商的时间、地点、内容由双方商定，中止期限一般最长不超过 60 天。

（五）职工（代表）大会审议

根据法律、法规的规定，职工代表大会（以下简称职代会）审议专项集体合同草案必须严格按程序规定进行，不能采取小范围协商等形式。具体程序如下：

（1）审议前的准备工作。工会要在召开职代会前一周将专项集体合同草案发到全体职工代表手中，提前熟悉和研究集体合同草案的内容，并听取职工意见。

（2）向职代会报告。在职代会上说明集体合同草案形成的过程、内容、制定的依据以及协商的整体情况。

（3）组织职工代表讨论。请参会职工代表进一步提出专项集体合同草案的修改、完善意见。

（4）职代会表决通过。在审议专项集体合同草案的基础上，职代会以无记名投票方式对合同草案进行表决。按法律、法规的规定，应当有 2/3 以上职工代表或职工出席，且须经全体职工代表半数以上或者全体职工半数以上同意，专项集体合同草案方能通过。

（六）签字、备案和公布

专项集体合同的签字、备案必须履行法定程序，工会方要与企业方积极配合做好此项工作。

（1）专项集体合同草案经职代会表决通过后，双方首席协商代表在集体合同文本上签字。

（2）自签字之日起 10 日内，工会要积极协助用人单位将集体合同文本一式三份报送劳动保障部门，由其对专项集体合同签订主体资格、合同内容、签订程序进行合法性的审查备案，在 15 日内未提出异议的即行生效。

如果劳动保障部门提出异议，工会要积极会同用人单位按照协商和签订程序的规定，对异议部分依法进行修改后重新报送劳动保障部门审查备案。

（3）生效的专项集体合同应当自其生效之日起由协商代表以适当的形式及时向本方全体人员公布。工会组织可以通过会议、公示栏、网络、宣传手册等形式向全体职工公布。

（七）监督检查

加强监督检查是全面履行专项集体合同的重要保证，是对专项集体合同实行动态管理的有效机制。专项集体合同一经签订就要执行，通过经常性、定期或不定期的监督检查及时发现问题，督促整改，防止违约行为和合同争议的发生，强化专项集体合同的严肃性和权威性。

1. 监督检查的主体

用人单位内部监督检查的主体是企业行政、工会和职工。也可借助政府劳动保障行政部门的劳动监察以及人大的执法检查等形式，形成专项集体合同外部监督检查机制。

2. 监督检查的内容

专项集体合同签订过程中的监督检查。监督检查协商代表的产生、构成和资格的有效性；协商程序和职业病防治专项集体合同内容是否符合国家、地方的法律、法规及有关政策和用人单位的规定；集体协商、职代会审议、签订合同、报送审查、公布生效的情况。

专项集体合同履行过程中的监督检查。监督检查职业病防治专项集体合同的履行情况、存在的问题及整改措施的落实情况；专项集体合同的变更、解除、终止、争议处理情况；用人单位、工会和职工在合同履行中行使权利和承担义务的情况；违约责任的追究等。

协商签订程序流程图

协商准备
1. 资料收集
2. 调查研究
3. 拟定草案

↓

提出协商要约

↓

产生协商代表

↓

开展协商

↓

职代会审议
1. 审议准备
2. 会议报告
3. 职工讨论
4. 表决通过

↓

签字、备案和公布

↓

监督检查

第二篇

危化行业职业病防治
专项集体合同范本

为预防、控制和消除职业病危害，防治职业病，保护劳动者的健康及其相关权益，促进用人单位的可持续发展，依据《职业病防治法》《劳动合同法》《工会法》《集体合同规定》等法律、法规的要求和国家职业卫生标准规定，经双方平等协商，签订职业病防治专项集体合同（以下简称专项合同）。

【订立专项合同的目的和依据:《职业病防治法》第 1 条、第 41 条。】

第一章 总 则

第一条 用人单位的职业病防治工作要坚持以人为本、预防为主、防治结合的方针。建立用人单位负责、全员参与、遵守法律和法规、持续改进和完善社会监督的工作机制，对工作场所的职业病危害实行分类管理、综合治理。

【工作方针与工作机制:《职业病防治法》第 3 条及扩展。】

第二条 用人单位是职业病防治工作的责任主体。要认真贯彻国家有关职业病防治的法律、法规和规章，为劳动者创造符合国家职业卫生标准和卫生要求的工作环境和条件，并采取措施保障劳动者获得职业卫生保护。

【用人单位的主体责任:《职业病防治法》第 4 条；安监总局令第 47 号第 3 条、第 4 条。】

第三条 劳动者享有职业卫生保护权利，并应当参与本单位职业病防治工作，遵守所在岗位的职业卫生制度和操作规程。

【劳动者的权利与义务:《职业病防治法》第 3 条、第 4 条、第 35 条。】

第四条 工会组织依法对职业病防治工作进行监督，维护职工的合法权益。

【用人单位工会职责:《职业病防治法》第 4 条。】

第二章 职业病防治责任主体

第一节 管理措施

第五条 用人单位依法组织开展本单位的职业病防治工作，主要负责人对职业病防治工作全面负责。

【用人单位主要负责人职责：《职业病防治法》第 6 条；安监总局令第 47 号第 4 条。】

第六条　危化行业对应《国民经济行业分类》中的“危险化工行业”。本合同覆盖其中“化学原料和化学制品制造业（C26）”“医药制造业（C27）”和“化学纤维制造业（C28）”3 个大类行业及其属下 10 个中类行业。依据《建设项目职业病危害风险分类管理目录》对行业病危害风险的分类，“基础化学原料制造（C261）”“肥料制造（C262）”“农药制造（C263）”“涂料、油墨、颜料及类似产品制造（C264）”“合成材料制造（C265）”“专用化学产品制造（C266）”“化学药品原料药制造（C271）”“纤维素纤维原料及纤维制造（C281）”“合成纤维制造（C282）”等 9 个中类的职业病危害风险为“严重”类别，“日用化学产品制造（C268）”中类的职业病危害风险为“较重”类别。各分行业工作场所存在的主要职业病危害因素见附件 1。

【行业界定与职业病危害风险：《国民经济行业分类》（GB/T 4754）；《危险化学品安全使用许可适用行业目录》（安监总局公告 2013 年第 3 号）；《建设项目职业病危害风险分类管理目录》（安监总安健〔2012〕73 号）；《职业病危害因素分类目录》（卫法监发〔2002〕63 号）。】

第七条　危化行业用人单位职业病危害风险级别属于严重的，或劳动者超过 100 人的，应当设置或者指定职业卫生管理机构或者组织，配备专职职业卫生管理人员。其他用人单位应当配备专职或者兼职的职业卫生管理人员。

【机构与人员：《职业病防治法》第 21 条；安监总局令第 47 号第 8 条。】

第八条　危化行业用人单位应当保障职业病防治所需的资金投入，用于预防和治理职业病危害、职业病危害因素检测评价、劳动者职业健康检查和职业卫生培训等费用，按照国家有关规定，在生产成本中据实列支。

【职业病防治经费：《职业病防治法》第 22 条、第 42 条。】

第九条　危化行业用人单位必须依法参加工伤保险，确保劳动者依法享受工伤保险待遇。

【参加工伤保险：《职业病防治法》第 7 条。】

对从事接触职业病危害作业的劳动者，应当给予适当岗位津贴、补贴。危化行业可能接触职业病危害因素的主要工种（岗位）见附件2。

【劳动者接害作业津贴、补贴:《职业病防治法》第57条；工种划分见“人力资源和社会保障部国家职业资格管理·职业分类目录”（http://ms.nvq.net.cn/nvqdbApp/htm/fenlei/index.html）。】

第十条 危化行业用人单位应当建立、健全以主要负责人为第一责任人的职业病防治责任制，并配套有保证责任制落实到位的规章制度和操作规程。制定或者修改职业病防治的规章制度时，应当听取工会组织的意见。

【工作责任制与落实:《职业病防治法》第4条、第5条、第21条；安监总局令第47号第11条。】

第十一条 危化行业用人单位应当制订、公布本单位职业卫生方针，年度职业病危害防治计划和实施方案，并征求本单位工会组织意见后予以实施。年度职业病防治计划应包括目标、措施、考核指标、保障条件等内容；实施方案应包括时间、进度、步骤、技术要求、考核内容、验收方法等内容。

【防治工作方针、计划及实施方案：用人单位职业病防治指南（GBZ/T 225-2010）4.1、4.1.7。】

第十二条 危化行业用人单位应当支持工会依法实施群众监督，并提供必要的活动经费。

第二节 专项工作与要求

第十三条 劳动合同告知。危化行业用人单位与劳动者订立劳动合同（含聘用合同，下同）时，应当将工作过程可能产生的职业病危害及其后果、职业病危害防护措施和待遇（岗位津贴、工伤保险等）等如实告知劳动者，并在劳动合同中写明，不得隐瞒或者欺骗。同时，以书面形式告知劳务派遣人员。

劳动者在履行劳动合同期间因工作岗位或者工作内容变更，从事与所订立劳动合同中未告知的存在职业病危害的作业时，用人单位应当依照前款规定，向劳动者履行如实告知的义务，并协商变更原劳动合同相关条款。

【劳动合同告知:《职业病防治法》第 34 条; 安监总局令第 47 号第 29 条;《用人单位职业病危害告知与警示标识管理规范》(安监总厅安健〔2014〕111 号)” 第 7 条、第 8 条。】

职业病危害因素种类及可能引起的职业病，以国务院卫生行政部门发布的《职业病危害因素分类目录》为准。

危化行业工作场所主要工序职业病危害信息参见附件 3。

第十四条　用工职业禁忌。劳动者有下列情形的，不得安排其从事接触职业病危害岗位或作业。

(一) 拟从事接触职业病危害作业的新录用劳动者，包括转岗到该作业岗位的劳动者，未经上岗前职业健康检查的。

【用工职业禁忌之一:《职业病防治法》第 36 条; 安监总局令第 49 号第 12 条。】

(二) 上岗前职业健康检查发现有职业禁忌的劳动者，不得安排从事其所禁忌的作业。

【用工职业禁忌之二:《职业病防治法》第 36 条; 安监总局令第 49 号第 12 条。】

(三) 未经上岗前职业卫生培训，或培训不合格的。

【用工职业禁忌之三:《用人单位职业病危害防治八条规定》(安监总局令第 76 号)。】

(四) 定期职业健康检查发现的有职业禁忌证的劳动者，应调离或者暂时脱离原工作岗位; 有与所从事的职业相关的健康损害的劳动者和已患职业病不适宜继续从事原工作的劳动者，应当调离原工作岗位，并妥善安置。

【用工职业禁忌之四:《职业病防治法》第 36 条、第 57 条。】

(五) 不得安排未成年工从事接触职业病危害的作业; 不得安排孕期、哺乳期的女工从事对本人和胎儿、婴儿有危害的作业，禁忌作业范围执行《女职工劳动保护特别规定》的规定。

【用工职业禁忌之五:《职业病防治法》第 39 条; 安监总局令第 47 号第 33 条; 安监总局令第 49 号第 12 条。】

用人单位不得安排怀孕女工和未成年工在 35℃以上的高温天气期间从

事室外露天作业及温度在33℃以上的工作场所作业。

【用工职业禁忌之六:《防暑降温措施管理办法》第8条(三)款。】

第十五条 劳动合同保障。劳动者有下列行为或情形的，用人单位不得解除劳动合同。

(一)用人单位与劳动者订立劳动合同时未告知职业病危害的，劳动者有权拒绝从事存在职业病危害的作业，用人单位不得因此解除与劳动者所订立的劳动合同。

【劳动合同保障之一:《职业病防治法》第34条;安监总局令第47号第29条。】

(二)劳动者患有疑似职业病，按照职业健康检查机构的建议进行诊断或者医学观察期间，不得解除或者终止与其订立的劳动合同。

【劳动合同保障之二:《职业病防治法》第56条。】

(三)对未进行离岗前职业健康检查的劳动者，不得解除或者终止与其订立的劳动合同。

【劳动合同保障之三:《职业病防治法》第36条;安监总局令第49号第15条。】

(四)劳动者对本单位违反职业病防治法律、法规以及危及生命健康的行为提出批评、检举、控告，或拒绝违章指挥和强令进行没有职业病防护措施的作业的，不得解除或者终止与其订立的劳动合同。

【劳动合同保障之四:《职业病防治法》第40条。】

第十六条 职业卫生培训。危化行业用人单位的主要负责人和职业卫生管理人员应当接受职业安全卫生培训机构举办的职业卫生培训，并取得培训合格证明，持证上岗。

从事接触职业病危害的劳动者应当接受本单位组织的上岗前的和在岗期间的职业卫生培训。工作岗位或工作条件变换导致劳动者接触的职业病危害因素发生变化的，用人单位应当重新对劳动者进行上岗前的职业卫生培训。

对职业病危害严重岗位的劳动者，用人单位应进行专门的职业卫生培训，经培训合格后方可上岗作业。

【职业卫生培训:《职业病防治法》第35条;安监总局令第47号第9条、

第 10 条。】

第十七条　工作场所职业病危害因素监控。用人单位应当对工作场所职业病危害因素实施由本单位专人负责的日常监测；委托具有相应资质的职业卫生技术服务机构，每年至少进行一次职业病危害因素定期检测，定期检测应遵守《用人单位职业病危害因素定期检测管理规范》（安监总厅安健〔2015〕16 号）的规定。职业病危害严重的，还应当委托具有相应资质的职业卫生技术服务机构每三年至少进行一次职业病危害现状评价。

【工作场所职业病危害因素监控：《职业病防治法》第 27 条；安监总局令第 47 号第 19 条、第 20 条。】

职业病危害因素日常监测范围及频次见表 1。

【工作场所职业病危害因素日常监测：《用人单位职业病危害因素日常监测和定期检测管理规范》（征求意见稿）安健函〔2014〕86 号。】

表 1　危化行业工作场所职业病危害因素日常监测规定

职业病危害因素		监测单元	采样方式	采样时长	评价指标	监测周期
粉尘	矽尘、石棉尘	岗位	总尘 / 呼尘；个体采样 / 定点采样	1 个工作班	职业接触限值（GBZ 2.1）	1 月 1 次
	游离 $SiO_2 \geq 10\%$ 其他粉尘					
	游离 $SiO_2 \leq 10\%$ 其他粉尘					3 月 1 次
化学毒物	高毒物质	岗位	个体采样 / 定点采样	1 个工作班	职业接触限值（GBZ 2.1）	1 月 1 次
	非高毒物质					3 月 1 次
噪声		岗位	个体采样 / 定点采样	1 个工作班	职业接触限值（GBZ 2.2）	3 月 1 次
高温	温度、湿度、风速、气压					最热季节，1 月 ≥ 1 次
电离辐射	放射物质；放射性同位素与射线装置	接触劳动者	个人剂量仪	在岗工作时间	职业接触限值（GB 18871）	1 年 1 次

在前款规定的职业病危害监测或者定期检测、现状评价过程中，发现工作场所职业病危害因素浓度或强度不符合附件 4 卫生限值要求时，应当立即采取相应治理措施；仍然达不到卫生限值要求的，必须停止存在职业病危害因素的作业。职业病危害因素经治理后符合卫生限值要求的，方可重新作业。

【职业病危害职业接触限值：《职业病防治法》第 15 条；安监总局令第 47 号第 12 条；GBZ 1：6.1.1；GBZ 2.1：4.1、4.2、4.3；GBZ 2.2：4~15。】

第十八条 职业健康检查。危化行业用人单位对从事接触职业病危害因素作业的劳动者，应当按照《职业健康监护技术规范》（GBZ 188）、《放射工作人员职业健康监护技术规范》（GBZ 235）等有关规定组织上岗前、在岗期间、离岗时的职业健康检查，并符合下列规定。

（一）用人单位应当制订职业健康检查年度计划，委托具有职业健康检查机构资质的医疗卫生机构实施。计划实施完成后，应及时索取职业健康检查报告，将劳动者的检查结果及职业健康检查机构的建议以书面形式如实告知劳动者。

（二）用人单位应当确保参加职业健康检查的劳动者身份的真实性，承担职业健康检查费用。劳动者接受职业健康检查的时间应当视同正常出勤。

（三）用人单位应当分析和采纳职业健康检查报告的建议，采取相应的处置措施。对检查出有职业健康监护目标疾病的劳动者，按体检建议处理；对需要复查的劳动者，按照职业健康检查机构要求的时间安排复查和医学观察；对疑似职业病病人，按照职业健康检查机构的建议安排其进行医学观察或者职业病诊断；对存在职业健康损害风险高的岗位，立即改善劳动条件，完善职业病防护措施。

（四）危化行业劳动者在岗期间职业健康检查规定见附件 5。

【劳动者职业健康检查：《职业病防治法》第 36 条，安监总局令第 47 号第 30 条；安监总局令第 49 号第 7 条、第 8 条、第 9 条、第 11 条、第 12 条、第 13 条、第 15 条。】

第十九条 职业病危害事故和应急救援。危化行业用人单位应建立由专职人员组成的事故应急救援组织，配备必要的应急救援器材和设备。生产规模较小不必建立事故应急救援组织的，应当指定兼职的应急救援人员，并与邻近的事故应急救援组织签订协议。

【救援机构：《企业安全生产应急管理九条规定》总局令第 74 号二、三。】

用人单位应当组织对工作场所可能发生的职业病危害事故类型及其风险进行评估。针对风险较大的急性职业病危害事故（如密闭空间泄漏事故等）建立、健全专项应急救援预案和现场处置方案。预案和方案的内容，编制要求与程序、评审、发布、备案、培训、演练和修订应符合《生产安全事故应急预案管理办法》《企业安全生产应急管理九条规定》和《生产经营单位生产安全事故应急预案编制导则》的要求。专项应急救援预案和现场处置方案还应当纳入本单位综合应急救援体系，每年至少组织一次演练。

【职业病危害事故应急救援预案与实施：《职业病防治法》第 21 条；安监总局令第 47 号第 11 条；《加强化工企业泄漏管理的指导意见》（安监总管三〔2014〕94 号）“二十”。】

职业病危害事故现场救援在遵守应急救援预案的前提下，还应遵守下列规定。

（一）救援人员在没有充分个体防护的情况下不得进入危险区域。

（二）尽快阻隔或控制危害源，搜救受伤人员，采集样品，封锁危险区域以及封存相关物品。

（三）受伤人员和暴露人员应当经现场医学处理且病情相对平稳后，再转运至指定的医疗机构接受救治、医学观察和健康检查。

第二十条　建立和维护劳动者职业健康监护档案。危化行业用人单位应当为劳动者建立和维护职业健康监护档案，并按照规定的期限妥善保存。职业健康监护档案应当包括下列内容：

（一）劳动者个人的基本信息、职业史和职业病危害接触史。

（二）劳动者历任岗位的职业病危害因素检测结果。

（三）劳动者历次职业健康检查结果及处理情况。

（四）劳动者职业病诊疗资料。

劳动者或者其近亲属、委托的代理人有权查阅、复印劳动者本人的职业健康监护档案。劳动者离开用人单位时，有权索取本人职业健康监护档案复印件，用人单位应当如实、无偿提供，并在所提供的复印件上签字盖章。

【劳动者职业健康监护档案:《职业病防治法》第 21 条、第 37 条;安监总局令第 49 号第 19 条、第 20 条、第 21 条;《职业卫生档案管理规范》(安监总厅安健〔2013〕171 号)附件 6。】

第二十一条 职业病诊断与鉴定。劳动者健康出现与职业相关的损害,提出职业病诊断要求的,用人单位应当及时安排其进行诊断。诊断机构可以选择用人单位所在地、劳动者本人户籍所在地或者经常居住地的依法承担职业病诊断的医疗卫生机构;应当由劳动者选择,或经劳动者同意。

【职业病诊断:《职业病防治法》第 45 条、第 56 条;卫生部令第 91 号第 19 条。】

当事人对职业病诊断结果有争议的,可以向作出诊断的医疗卫生机构所在地地方人民政府卫生行政部门申请鉴定、再鉴定。职业病诊断、鉴定的费用由用人单位承担。

【职业病鉴定诊断:《职业病防治法》第 53 条、第 54 条;卫生部令第 91 号第 36 条。】

职业病诊断、鉴定机构书面通知用人单位提供其掌握的劳动者职业健康监护档案规定的材料的,用人单位应当在接到通知后的 10 日内如实提供。

【职业病诊断材料提供:《职业病防治法》第 48 条;卫生部令第 91 号第 24 条、第 46 条。】

第二十二条 患职业病劳动者的待遇。用人单位应当保障患有职业病的劳动者获得医疗救治和经济补偿;安排职业病病人进行治疗、康复和定期检查;安排在岗患者从事力所能及的工作。

【患职业病劳动者的待遇:《职业病防治法》第 57 条。】

用人单位参加工伤保险的,职业病患者的诊疗、康复费用,伤残以及丧失劳动能力的职业病病人的社会保障,按照国家有关工伤保险的规定执行。

【患职业病劳动者的待遇:《职业病防治法》第 58 条。】

用人单位未参加工伤保险的,职业病患者的医疗和生活保障比照《职业病防治法》和《工伤保险条例》规定的有关待遇标准,承担全部费用。

【患职业病劳动者的待遇:《职业病防治法》第 60 条;《工伤保险条例》(国务院令第 586 号)。】

第三节　工作场所的防护与要求

第二十三条　防护原则。工作场所应合理布局，优先采用先进的生产工艺、技术和无毒（害）或低毒（害）的设备和材料。对工艺、技术、设备和材料达不到要求的，应根据生产工艺、生产条件和产生的危害因素特性，参照相应技术规范的规定配置卫生工程措施，使劳动者活动的工作场所有害因素浓度（强度）符合附件 4 的要求；如预期劳动者接触浓度（强度）不符合要求的，应配备有效的个体防护措施。

【防护原则：《职业病防治法》第 15 条；安监总局令第 47 号第 12 条；GBZ 1：6.1.1；GBZ 2.1：4.1、4.2、4.3；GBZ 2.2：4~15。】

发生工艺技术变更、设备设施变更和管理变更时，用人单位应组织对变更后的职业病危害因素及其危害风险进行评估，及时调整、补充完善职业病防护策略和措施。

【严格变更管理：《化工（危险化学品）企业保障生产安全十条规定》（安监总局令第 64 号“四”）。】

第二十四条　布局卫生要求。生产区域与生活区域分开，生产区域布置在当地全年最小频率风向的上风侧，生活区域布置在当地全年最小频率风向的下风侧。生产区域内工艺布局合理，有害作业与无害作业分开；生产区域不得住人。

【布局卫生要求一：《职业病防治法》第 15 条；安监总局令第 47 号第 12 条；GBZ 1：5.2.1.1、5.2.1.4。】

工作场所产生尘毒危害的工序应布置在自然通风或机械通风进风口的下风侧；多层厂房布置产生有害气体的工艺或工序，宜根据气体的比重安排在不影响其他作业环境的楼层。

【布局卫生要求二：《日用化学产品生产企业防尘防毒技术要求》（AQ 4238）5.2.3、5.2.4。】

第二十五条　辅助用室。工作场所应设置辅助用室。辅助用室包括工作场所办公室，生产卫生室（浴室、更衣间、洗衣房），生活室（休息室、食堂、盥洗室、厕所）等；各种辅助用室位置、室内布置和配置设施数量，应符合 GBZ 1 的要求。

【辅助用室:《职业病防治法》第 15 条；安监总局令第 47 号第 12 条；GBZ 1：7.1~7.4。】

第二十六条 工作场所采用的工艺、技术、设备和材料应当符合《产业结构调整指导目录》《部分工业行业淘汰落后生产工艺装备和产品指导目录》的规定，不得使用国家明令禁止使用的可能产生职业病危害的设备或者材料。

【工艺、技术、设备和材料限制:《职业病防治法》第 31 条；安监总局令第 47 号第 25 条;《用人单位职业病防治指南》(GBZ/T 225) 4.3.1。】

第二十七条 用人单位对采用的技术、工艺、材料、设备，应当知悉其可能产生的职业病危害，对有职业病危害的技术、工艺、设备、材料，不得隐瞒其危害而采用。

【工艺、技术、设备和材料危害告知:《职业病防治法》第 33 条；安监总局令第 47 号第 28 条。】

使用可能产生职业病危害的设备、化学品、放射性同位素和含有放射性物质的材料的，应当配有符合国家规定的中文说明书。说明书应当载明产品特性、主要成分、存在的有害因素、可能产生的危害后果、安全使用注意事项、职业病防护以及应急救治措施等内容。

【设备和材料中文说明书:《用人单位职业病防治指南》(GBZ/T 225) 4.3.5、4.3.7、4.3.8。】

第二十八条 产生尘毒的生产工艺和设备，应采用机械化（机械传送、机械混样）、自动化（上料、卸料）和密闭（整体、局部或小室）、负压（进料、观察、取样）等工艺设计或改造。设备与管道之间，管道与管道之间的连接应密封，软连接时宜采用柔性耐蚀材料。密闭生产设备的加液和排液，应采用高位槽或管道输送。在生产设备合理密闭和通风基础上采用隔离、遥控操作。

【工艺、技术、设备要求:《日用化学产品生产企业防尘防毒技术要求》(AQ 4238) 6.2.3、6.2.9、6.2.11。】

涉及重点监管危险化工工艺和危险化学品的生产装置，要按安全控制要求设置自动化控制系统、安全联锁或紧急停车系统和可燃及有毒气体泄漏检测报警系统。

【重点工艺、技术、设备要求:《关于加强化工企业泄漏管理的指导意见》(安监总管三〔2014〕94号)“二(八)”。】

对重大危险源中的毒性气体、剧毒液体和易燃气体等重点设施，设置紧急切断装置；毒性气体的设施，设置泄漏物紧急处置装置。涉及毒性气体、液化气体、剧毒液体的一级或者二级重大危险源，配备独立的报警控制器。

【重大危险源控制要求:《危险化学品重大危险源监督管理暂行规定》(安监总局令第40号)第13条。】

第二十九条　防尘、防毒措施。对工作场所存在的粉尘、化学毒物应采取防护措施，符合下列卫生要求。

(一)产生尘毒的生产工艺和设备，在工艺上采用密闭方式后仍有尘毒逸散的，或因工艺技术原因不能密闭的，用人单位应根据自身工艺流程、设备配置、厂房条件，采用局部或集中除尘排毒设施和(或)通风系统控制。对移动的尘毒作业，应设计和采用移动式防尘和排毒设备。防尘排毒效果应达到使工作场所空气中尘毒浓度符合附件4的要求。

【防尘毒要求之一:《工业企业设计卫生标准》(GBZ 1)6.1.1.2、6.1.5;《日用化学产品生产企业防尘防毒技术要求》(AQ 4238)7.1、7.4;《涂料生产企业安全技术规程》(AQ 5204)4.12.1。】

(二)各类除尘和排毒净化设备均应依照含尘气体(烟气)和有毒气体的理化特性和设置场所条件选择按标准设计制造的产品，特别应注意防爆要求和适应高温、高湿工作条件。采用的防尘、排毒设施应符合GBZ/T 194的相关规定。

局部机械排风系统排风罩应形式适宜、位置正确、风量适中、强度足够、检修方便，罩口风速或控制点风速应足以将发生源的毒、尘吸入罩内，确保捕集效率。排风罩的类型和技术要求，可参照《排风罩的分类及技术条件》(GB/T 16758)。

【防尘毒要求之二:《工业企业设计卫生标准》(GBZ 1)6.1.5.1;《工作场所防止职业中毒卫生工程防护措施规范》(GBZ/T 194)4.4.1、4.4.2;《黑色

金属冶炼及压延加工业职业卫生防护技术规范》(GBZ/T 231)6.2.1.1。】

(三)机械通风装置的进风口位置，应设于室外空气比较洁净的地方;供给工作场所的空气一般直接送至工作地点。当机械通风系统采用部分循环空气时，送入工作场所空气中有害气体、蒸气及粉尘的含量，不应超过规定接触限值的30%。

【防尘毒要求之三:《工业企业设计卫生标准》(GBZ 1)6.1.5.1。】

(四)对于逸散粉尘的生产过程，生产工艺和粉尘性质可采取湿式作业的，应采取湿式作业抑尘。当湿式作业仍不能满足卫生要求时，应采用其他通风、除尘方式。

【防尘毒要求之四:《工业企业设计卫生标准》(GBZ 1)6.1.1.3。】

(五)物料存储区应设置专门的有毒有害物料场所，按有毒有害物料种类和性质采用隔离、隔开、分离方式存放。粉料和液态物料应使用容器存放，容器应具有良好的密闭性和耐腐蚀性;压缩气体和液化气体物料应盛装在压力容器内储存;贮存酸、碱及高危液体物质贮罐区周围应设置泄险沟(堰)。

输送产生粉尘、有毒有害物质的物料应提高密闭化、机械化和自动化程度，粉料、气态和液态物料宜使用管道输送。开放式物料传送应减少转动次数，降低转运点落差高度，落料点应采取密闭、负压或软管缓冲措施。

【防尘毒要求之五:《日用化学产品生产企业防尘防毒技术要求》(AQ 4238)6.1.1。】

(六)干式生产工艺，固体物料研磨、混合、过筛、灌装等工序应采取密闭措施;粉料集中装卸、配料及进料工序应配置通风除尘设备;袋装粉料拆包、倒包、清包时应设置吸风除尘装置;粉料、有毒有害液体称(计)量处应设置除尘排毒装置。

有粉尘溢漏时，宜使用真空吸尘清除，避免使用吹扫清除方式。

【防尘毒要求之六:《日用化学产品生产企业防尘防毒技术要求》(AQ 4238)6.2.7、6.2.8、7.6、7.7、7.10。】

(七)喷码作业应在有排风装置的设施内进行。设置有专门喷涂工作区的，区域内应通风良好，喷码位置应设置排风罩。

【防尘毒要求之七:《日用化学产品生产企业防尘防毒技术要求》(AQ 4238)7.11。】

(八)可能产生、使用或泄漏酸、碱等强腐蚀性物质的工作场所应有冲洗地面、墙壁的设施;产生剧毒物质的工作场所,其墙壁、顶棚和地面等内部结构和表面应采用不吸收、不吸附毒物的材料。

【防尘毒要求之八:《工业企业设计卫生标准》(GBZ 1)6.1.2。】

(九)经常有人来往的通道,如地道、通廊等,应有自然通风或机械通风,并不得敷设有毒液体或毒气的管道。

【防尘毒要求之九:《工业企业设计卫生标准》(GBZ 1)6.1.5。】

(十)存在或使用、生产易挥发性有毒物质的工作场所、储罐区(储罐)、库区(库),应针对装置可能发生逸散性泄漏的部位,如阀门、法兰、机泵、人孔、料口、采样口、储运设备的排水口、有毒液体装卸口或可能溢出口、有毒气体填充口和压力管道焊接处等密闭系统密封处,设立检测报警点。另外,与有毒气体释放源场所相关联并有人员活动的沟道、排污口以及易聚集有毒气体的死角、坑道等也宜设置检测报警点。报警仪选型、安装位置及报警值设定等技术要求,应符合《国家安全监管总局关于加强化工企业泄漏管理的指导意见》和《工作场所有毒气体检测报警装置设置规范》(GBZ/T 223)的规定。

已知空气中有毒气体浓度经常或持续超过报警设定值的特殊场所,可不设立固定式有毒气体检测报警点。如因工作需要进入作业场所,应为有关人员配备便携式有毒气体检测报警仪。

严禁报警装置或报警系统处于非正常状态。

【防尘毒要求之十:《关于加强化工企业泄漏管理的指导意见》(安监总管三〔2014〕94号);《工作场所有毒气体检测报警装置设置规范》(GBZ/T 223);《危险化学品重大危险源安全监控通用技术规范》(AQ 3035);《化工(危险化学品)企业保障生产安全十条规定》(安监总局令第64号)"七"。】

(十一)可能积聚和突然逸出大量有害气体或蒸气、易造成急性职业损伤和存在燃爆风险的封闭和半封闭工作场所,应安装固定式自动报警或检测装置,设置事故通风装置及与事故排风系统相连锁的泄漏报警装置。

【防尘毒要求之十一:《职业病防治法》第 26 条;安监总局令第 47 号第 17 条;《工业企业设计卫生标准》(GBZ 1)6.1.5.2、6.1.6.2。】

(十二)有毒有害物质工作场所,应根据有毒有害物质的理化特性和危害特点配备现场急救用品,设置冲洗喷淋设备、应急撤离通道、必要的泄险区以及风向标。

【防尘毒要求之十二:《职业病防治法》第 26 条;安监总局令第 47 号第 17 条;《工业企业设计卫生标准》(GBZ 1)6.1.7。】

(十三)用人单位应当严禁未经审批进行进入密闭空间、检查维修、盲板抽堵等作业。

用人单位应对报审的密闭空间作业进行评估,确定是否需要办理准入。需准入的密闭空间作业必须按照《密闭空间作业职业危害防护规范》(GBZ/T 205)的要求进行。

【防尘毒要求之十三:《化学品生产单位受限空间作业安全规范》(AQ 3028);《密闭空间作业职业危害防护规范》(GBZ/T 205)。】

工作场所设备和管道设置盲板的,用人单位应按生产单元绘制盲板位置图,对盲板进行统一编号,设专人负责。盲板抽堵作业按照《化学品生产单位盲板抽堵作业安全规范》(AQ 3027)的要求进行审批和管理。

工作场所的设备大、中、小修和抢修作业均应符合《化学品生产单位设备检修作业安全规范》(AQ 3026)的规定。

第三十条 防暑措施要求。危化行业采用的防暑措施应当符合下列卫生要求。

(一)优先采用使劳动者远离热源的方式,同时根据其具体条件采用隔热、通风、降温等措施,保证劳动者工作地点的温度符合附件 4 的要求。

【防暑原则:《工业企业设计卫生标准》(GBZ 1)6.2.1.1。】

(二)根据生产工艺特点和工作场所条件,采用建筑隔热(隔热中控室、外窗遮阳、屋顶隔热)和设备隔热(热绝缘、热屏挡)等隔热措施。

【隔热措施:《黑色金属冶炼及压延加工业职业卫生防护技术规范》(GBZ/T 231)6.2.2.1。】

(三)采用自然通风的工作场所,进风口宜位于夏季主导风向的迎风面,热源应布置在工作场所和操作岗位的下风侧、天窗下方的部位。以热压自然通风为主的工作场所，热源尽量布置在天窗的下面；为避免建筑物迎风面在较大风速作用下破坏热压，产生倒灌，应设计挡风（避风）天窗，或在排气天窗周边安装挡风板。

【通风措施:《工业企业设计卫生标准》(GBZ 1) 6.2.1.3、6.2.1.8;《黑色金属冶炼及压延加工业职业卫生防护技术规范》(GBZ/T 231) 6.2.2.2.3。】

（四）对高温作业时间较长，工作地点的热环境参数达不到卫生要求的，应采取局部送风降温措施，带有水雾的气流风速和雾滴直径应符合 GBZ 1 的规定。

【降温措施:《工业企业设计卫生标准》(GBZ 1) 6.2.1.11。】

（五）高温工作场所应设有工间休息室。休息室温度应受控，低于室外气温；采用空气调节的休息室室内气温应保持在 24℃ ~ 28℃。对于可以脱离高温作业点的，可设观察（休息）室。

【降温措施:《工业企业设计卫生标准》(GBZ 1) 6.2.1.13。】

（六）高温天气作业应当根据地市级以上气象主管部门所属气象台当日发布的预报气温，遵守下列规定：

（1）日最高气温达到 40℃以上，应当停止当日室外露天作业。

（2）日最高气温达到 37℃以上、40℃以下时，用人单位全天室外露天作业时间累计不得超过 6 个小时，连续作业时间不得超过国家规定，且在气温最高时段 3 个小时内不得安排室外露天作业。

（3）日最高气温达到 35℃以上、37℃以下时，用人单位应当采取换班轮休等方式，缩短劳动者连续作业时间，并且不得安排室外露天作业劳动者加班。

【高温天气作业规定:《防暑降温措施管理办法》(安监总安健〔2012〕89 号) 第 8 条。】

第三十一条　防寒措施要求。

（一）凡近十年每年最冷月平均气温 ≤ 8℃、月数 ≥ 3 个月的地区应设置集中采暖设施，月数 < 2 个月的地区应设局部采暖设施。当工作地点不固定，需要持续低温作业时，应在工作场所附近设置取暖室。

【防寒措施施用原则:《工业企业设计卫生标准》(GBZ 1) 6.2.2.1。】

(二)采用热风采暖的，送风的最高温度不得超过 70℃，避免直接面向人，室内气流一般应为 0.1 ~ 0.3m/s。

【热风采暖要求:《工业企业设计卫生标准》(GBZ 1) 6.2.2.6。】

下列厂房不应采用循环使用的热风采暖：

1. 生产过程中散发的可燃气体、可燃蒸气、可燃粉尘、可燃纤维与采暖管道、散热器表面接触能引起燃烧的厂房。

2. 生产过程中散发的粉尘受到水、水蒸气的作用能引起自燃、爆炸，或产生爆炸性气体的厂房。

【不宜采用热风采暖要求:《涂料生产企业安全技术规程》(AQ 5204) 4.12.3.2。】

(三)工作地点的采暖温度和辅助用室的冬季温度应符合 GBZ 1 的规定。

【冬季采暖温度要求:《工业企业设计卫生标准》(GBZ 1) 6.2.2.3。】

第三十二条 防噪声与振动措施要求。

(一)生产过程和设备产生的噪声，应首先从声源上进行控制，使噪声作业劳动者接触噪声声级符合 GBZ 2.2 的要求。采用隔声、吸声、消声、减振、阻尼等工程控制措施仍达不到 GBZ 2.2 要求的，应根据实际情况合理设计劳动作息时间，并采取适宜的个体防护措施。

【防噪声原则:《工业企业设计卫生标准》(GBZ 1) 6.3.1.1、6.3.1.4。】

(二)噪声较大的设备应尽量将噪声源与操作人员隔开，选用固定密封型、活动密封型或局部开敞式隔声罩等进行隔声。操作人员多，强噪声源比较分散的大型工作场所，应设置隔声屏障或带有孔洞的隔墙，将工作场所在平面上划分为几个不同水平的噪声区域进行防护。

【隔声措施一:《黑色金属冶炼及压延加工业职业卫生防护技术规范》(GBZ/T 231) 6.2.3.2.1。】

(三)当不宜对声源做隔声处理，而操作人员又不必经常停留在声源附近时，应选择供监控、观察、休息用的隔声间(室)对劳动者进行保护。隔声间噪声声级应≤ 75dB(A)。

【隔声措施二:《工业企业设计卫生标准》(GBZ 1) 6.3.1.7;《黑色金属冶

炼及压延加工业职业卫生防护技术规范》(GBZ/T 231)6.2.3.2.1。】

(四)各类空气动力性噪声，如鼓风机、压缩机、汽轮机等设备的进排气口，应采取消声措施。

【消声措施:《黑色金属冶炼及压延加工业职业卫生防护技术规范》(GBZ/T 231)6.1.4.4.4。】

(五)混响声较强的车间应采取吸声措施，根据噪声频谱特点，选择适当的吸声材料。

【吸声措施:《黑色金属冶炼及压延加工业职业卫生防护技术规范》(GBZ/T 231)6.1.4.4.5。】

(六)输送各种介质的管道，应采取相应的隔振措施。隔振装置及支承结构形式，应根据机械设备的类型、振动强弱、扰动频率等特点以及建筑、环境和劳动者对噪声振动的接触情况等因素选择。隔振设计目标值，应按 GBZ 1 和 GBZ 2.2 的要求确定。

【隔振措施:《黑色金属冶炼及压延加工业职业卫生防护技术规范》(GBZ/T 231)6.1.4.4.6、6.2.3.2.4。】

第三十三条 防非电离辐射措施要求。对工作场所可能产生工频、高频、微波，红外辐射、紫外辐射及激光等非电离辐射的设备设施，应采取有效的屏蔽、接地、吸收等工程技术措施，如预期不能屏蔽的应设计反射性隔离或吸收性隔离措施，使劳动者非电离辐射作业的接触水平符合 GBZ 2.2 的要求。

【防非电离辐射措施:《工业企业设计卫生标准》(GBZ 1)6.4.4。】

第三十四条 放射性同位素和射线装置防护措施要求。生产工艺和设备需要使用放射性同位素和射线装置的，应当依照《放射性同位素与射线装置安全和防护条例》的规定取得许可证，并在许可证有效期内使用。工作场所防护应当符合下列规定。

【许可:《放射性同位素与射线装置安全和防护条例》第 5 条、第 6 条。】

(一)使用放射性同位素和射线装置的工作场所，应当划定放射作业区域，入口处设置安全和防护设施以及必要的防护安全联锁、报警装置或者工作指示信号。

【警示:《放射性同位素与射线装置安全和防护条例》第 34 条;《用人单位职业病危害告知与警示标识管理规范》(安监总厅安健〔2014〕111 号)第 15 条。】

(二)射线装置的生产调试和使用场所应当具有防止误操作、防止工作人员和公众受到意外照射的安全措施。

【防止不当照射一:《放射性同位素与射线装置安全和防护条例》第 34 条。】

(三)在室外、野外使用放射性同位素和射线装置的,应当按照国家安全和防护标准的要求划出安全防护区域,设置明显的放射性标志,必要时设专人警戒。

【防止不当照射二:《放射性同位素与射线装置安全和防护条例》第 36 条。】

(四)使用Ⅰ类、Ⅱ类、Ⅲ类放射源的场所和终结运行后产生放射性污染的射线装置,应当依法实施退役。

【退役制度:《放射性同位素与射线装置安全和防护条例》第 33 条。】

(五)必须配备与辐射类型和辐射水平相适应的防护用品和监测仪器,包括个人剂量测量报警、固定式和便携式辐射监测、表面污染监测、流出物监测等设备,并保证可能接受辐射的工作人员佩戴个人剂量计。

【监测防护:《职业病防治法》第 26 条;安监总局令第 47 号第 17 条。】

第三十五条 职业病防护设施维护与保养要求。应当对职业病防护设备、应急救援设施进行经常性的维护、检修和保养,定期检测其性能和效果,确保其技术效果与性能参数持续符合设计规定的要求,不得擅自拆除或者停止使用。

【职业病防护设施维护与保养:《职业病防治法》第 26 条;安监总局令第 47 号第 18 条。】

(一)对各种防尘毒设备的技术效果和性能参数定期进行综合评价,防尘设备每 1 ~ 2 年进行一次,防毒设备每 2 ~ 3 年进行一次,对于高毒工作场所的防护设备至少每半年进行一次。

【防尘毒设施评价:《黑色金属冶炼及压延加工业职业卫生防护技术规

范》(GBZ/T 231)6.4.1.5。】

（二）高温、热辐射危害防护设施的防护效果应进行定期评价。通过对高温工作场所气温、相对湿度、风速和热辐射的监测，评价高温、热辐射危害防护设施是否满足对热环境条件的要求，评价周期每年至少一次。

【防高温设施评价：《黑色金属冶炼及压延加工业职业卫生防护技术规范》(GBZ/T 231)6.2.2.3.1。】

第三十六条　个体防护装备配备要求。工作场所职业病危害经采用卫生工程防护措施，预期劳动者接触浓度（强度）仍不符合要求的，必须按照《个体防护装备选用规范》(GB/T 11651)、《个体防护装备配备基本要求》(GB/T 29510)和《劳动防护用品配备标准》(国经贸安全〔2000〕189号)的规定，为劳动者配备劳动防护用品，并符合下列要求。

（一）工作场所配用的特种劳动防护用品必须是加施有特种劳动防护用品安全标志标识的产品。

【安全标志标识：安监总局令第1号第18条。】

（二）不得以货币或者其他物品替代应当按规定配备的劳动防护用品。

【不得替代劳动防护用品：安监总局令第1号第15条。】

（三）接触粉尘作业配备的防尘口罩，不得用纱布口罩代替。

【纱布口罩不得用作防尘：国经贸安全〔2000〕189号。】

（四）防毒护具根据劳动者可能接触毒物的种类，选择相应的滤毒罐（盒），并按产品使用说明定期更换。

【防毒护具滤毒罐（盒）要求：国经贸安全〔2000〕189号。】

（五）综合性作业应根据作业特点选择多功能防护用品。没有相应的多功能防护用品的，应按其主要作业配备劳动防护用品。如配备的劳动防护用品在从事其他作业时确实不能适用的，应另配或借用所需的其他劳动防护用品。

【多工种作业防护：国经贸安全〔2000〕189号。】

（六）按规定配备的劳动防护用品，国家和行业单独发布有选用规范或标准的，应一体执行，以保证该防护用品配备达到最佳防护效果。

【危化行业发布的选用规范：《化工企业劳动防护用品选用及配备》(AQ/

T）3048。】

（七）可能泄漏有毒有害气体的作业场所，除对作业人员配备常规劳动防护用品外，还应在现场醒目处放置必需的防毒护具，以备逃生、抢救时应急使用。

【有毒有害气体作业场所特别配置：国经贸安全〔2000〕189号。】

（八）劳动者在工作场所未按规定佩戴和使用劳动防护用品的，不得上岗作业。

【劳动者未按规定采取个人防护的不得上岗：安监总局令第1号第19条。】

（九）个体防护装备按产品说明书的规定进行维护和保养，按《个体防护装备选用规范》的规定判定作废。

【维护、保养与判废：《个体防护装备选用规范》（GB 11651）7.1、7.2；《个体防护装备配备基本要求》（GB/T 29510）8.17。】

（十）本行业主要作业类别和典型工种个体防护装备配备见表2。

表2 个体防护装备配备规定

作业类别	典型工种	一般防护装备			特种防护装备			其他
		装备1	装备2	装备3	装备1	装备2	装备3	

第三十七条 工作场所职业病危害告知和警示要求。

（一）可能产生职业病危害的工作场所，应当以公告栏、警示标识、告知卡、警示说明等方式，告知和警示劳动者在该工作场所可能接触到的职业病危害，以及预防和应急处置办法。

【告知和警示一般要求：《用人单位职业病危害告知与警示标识管理规范》（安监总厅安健〔2014〕111号）第4条、第13条、第16条、第17条。】

（二）在工作场所入口处醒目位置设置公告栏和警示标识。公告栏公布该工作场所存在的职业病危害因素和健康危害、涉及的岗位、接触限值和最新检测结果，以及应急救援措施等内容。设置的警示标识对应于该工作场所存在的全部职业病危害因素。

【公告栏内容:《用人单位职业病危害告知与警示标识管理规范》(安监总厅安健〔2014〕111号)第10条。】

公告内容发生变动后应及时更新。职业病危害因素检测结果应在收到检测报告7日内更新。生产工艺发生变更，应在完成后7日内补充完善相应的公告内容与警示标识。

【公告栏更新:《用人单位职业病危害告知与警示标识管理规范》(安监总厅安健〔2014〕111号)第32条。】

(三)工作场所内存在有毒物品作业和放射危害作业的区域应划设警示线。生产、使用有毒物品应设置黄色区域警示线；生产、使用高毒、剧毒物品的工作场所应设置红色区域警示线。开放性放射工作场所监督区应设置黄色区域警示线，控制区应设置红色区域警示线。室外、野外放射工作场所应设置相应的警示线。

【区域警示:《用人单位职业病危害告知与警示标识管理规范》(安监总厅安健〔2014〕111号)第14条、第15条。】

高毒、剧毒物品作业区域应急撤离通道应设置“紧急出口”，泄险区启用时应设置“禁止入内”“禁止停留”等警示标识。

【区域警示:《用人单位职业病危害告知与警示标识管理规范》(安监总厅安健〔2014〕111号)第21条。】

(四)使用可能产生职业病危害的材料、设备的作业岗位，必须设置醒目的警示标识和中文警示说明。对有危害材料的警示说明应当载明产品特性、主要成分、存在的有害因素、可能产生的危害后果、安全使用注意事项、职业病防护以及应急救治措施等内容。对有危害设备的警示说明设置在设备醒目位置，应当载明设备性能、可能产生的职业病危害、安全操作和维护注意事项、职业病防护以及应急救治措施等内容。

【警示标识与中文警示说明:《用人单位职业病危害告知与警示标识管理规范》(安监总厅安健〔2014〕111号)第13条、第19条。】

产生严重职业病危害的作业岗位，还应当在其醒目位置设置职业病危害告知卡。告知卡应当标明职业病危害因素名称、理化特性、健康危害、接触限值、防护措施、应急处理及急救电话、职业病危害因素检测结果及检测时间等。

【告知卡警示:《用人单位职业病危害告知与警示标识管理规范》(安监总厅安健〔2014〕111号)第16条。】

（五）贮存可能产生职业病危害的化学品、放射性同位素和含有放射性物质材料的场所，应当在入口处和存放处设置“当心中毒”“当心电离辐射”“非工作人员禁止入内”等警示标识。

【特殊场所警示:《用人单位职业病危害告知与警示标识管理规范》(安监总厅安健〔2014〕111号)第18条。】

（六）警示标识的规格要求等按照《工作场所职业病危害警示标识》的规定执行。

【警示标识的规格:《用人单位职业病危害告知与警示标识管理规范》(安监总厅安健〔2014〕111号)第31条;《工作场所职业病危害警示标识》(GBZ 158)。】

第四节　用人单位的权利

第三十八条　危化行业用人单位有权根据本单位生产规模、工艺特性、生产组织模式制订职业病防治规划和年度计划，并组织实施。

【自主自力提高职业病防治水平:《职业病防治法》第3条、第4条、第5条、第21条。】

第三十九条　职业病防治工作需要的职业卫生技术服务，包括医疗性技术服务和非医疗性技术服务。用人单位有权自主选择有相应资质的机构提供服务。

【职业卫生技术服务机构选择权:《职业病防治法》第19条。】

第四十条　用人单位有权要求劳动者参加本单位职业病防治工作，约束劳动者遵守职业卫生规章制度和岗位操作规程；有权对劳动者违反制度、违章操作的行为给予制止和处罚。

【对劳动者的约束:《职业病防治法》第5条、第35条。】

第三章　工会与劳动者的权利和义务

第四十一条　用人单位工会有权监督用人单位严格遵守国家职业病防治法律、法规，防止和纠正侵犯劳动者职业卫生合法权益的行为；参与用人单位制定和修改职业卫生规章制度，对用人单位的职业病防治工作提出意见和建议。

【监督、维法与建议权:《职业病防治法》第4条、第41条。】

第四十二条　用人单位工会有权对用人单位建设项目职业病防护设施“三同时”进行监督，参加相关的论证和评审活动。

【建设项目“三同时”监督:《工会法》第23条。】

第四十三条　用人单位工会有权纠正违章指挥、强令工人冒险作业和没有职业病防护措施作业的行为。发现明显职业病危害时，工会有权提出改正意见；发现危及职工生命安全的情况时，工会有权向用人单位建议组织劳动者撤离危险场所。

用人单位发生职业病危害事故，工会有权参加事故调查，提出处理意见并要求追究有关人员的责任。

【工作现场维法权、参加事故调查处理权:《职业病防治法》第41条；《工会法》第24条、第26条。】

第四十四条　工会支持用人单位加强职业卫生管理。通过开展群众性的“安康杯”竞赛、“安全生产月”“职业病防治周”等活动，教育劳动者严格遵守用人单位的各项职业卫生规章制度和操作规程，不断提高劳动者的职业卫生技术素质和自我防护意识。

【协助用人单位开展职业病防治工作:《职业病防治法》第41条；《工会法》第30条、第31条。】

第四十五条　劳动者享有职业病危害知情权，受教育、培训权，接受职业健康检查、职业病诊疗康复权，参与民主管理权。有权要求用人单位提供有效的职业病防护设施和防护装备，拒绝违章指挥和强令冒险作业，对危及安全健康的行为提出批评、检举和控告。

劳动者作业过程中发现直接危及人身安全健康的紧急情况时，有权停止作业或者在采取可能的应急措施后撤离作业场所，并及时向现场负责人报告。

【劳动者权利:《职业病防治法》第 4 条、第 40 条。】

第四十六条 劳动者应当主动参与本单位的职业病防治工作，学习和掌握本职工作所需的职业卫生知识，提高职业病防护操作技能，增强事故预防和应急处理能力。上岗前职业病防治培训不合格的，不得上岗作业；定期职业病防治培训不合格的，停止其现岗位作业。

作业过程中，劳动者应当严格执行用人单位职业卫生规章制度和操作规程，听从指挥，服从管理，正确佩戴和使用防护装备。

【劳动者义务:《职业病防治法》第 35 条。】

第四章 监督检查与违约责任

第四十七条 由用人单位方代表和工会方代表组成职业卫生专项合同履行检查组，每季度或半年对专项合同履行情况进行一次检查。检查中发现的问题，应及时整改，整改情况以书面形式提交双方首席代表。

第四十八条 企业职代会对专项集体合同履行情况进行民主监督，工会定期向职工代表大会报告专项集体合同履行的检查情况。

第四十九条 对违法国家职业病防治法律、法规和相关标准，未能限期整改或整改不达标的可由政府有关部门对责任单位或责任人依法进行行政处罚，并责令再次限期整改，直至企业和工会联合检查验收合格。

第五章 附 则

第五十条 《职业病防治专项集体合同》草案，应提交职工代表大会或全体职工大会讨论通过，并经双方首席代表签字后于 10 日内报送劳动保障部门审查备案，15 天内劳动保障部门未提出异议的，专项合同即行生效。如果劳动保障部门提出异议，双方应按照协商和签订的程序规定对异议部分依法进行修改，之后重新报送劳动保障部门审查备案。专项集体合同正式生效后，应报送上一级工会。

第五十一条 本合同签字生效后，及时向全体职工公布专项集体合同文本。

第五十二条　本合同有效期____年，自____年____月____日起至____年____月____日止。专项集体合同期满前90日内，任何一方均可向对方提出重签和续签的要求。

第五十三条　专项集体合同未尽事宜由双方协商解决，协商达成一致的书面意见经相关法定程序通过后，可作为专项集体合同的附件一并执行。

第五十四条　因履行专项集体合同发生的争议，双方协商解决不成的，可以依法向劳动争议仲裁委员会申请仲裁。

企业（章）：
企业方首席代表
（签字）：
年　月　日

工会（章）：
职工方首席代表
（签字）：
年　月　日

附件

附件 1　危化行业工作场所主要职业病危害因素

危化行业工作场所主要职业病危害因素见附表 1。

附表 1 说明：

①“分行业”按《国民经济行业分类》（GB/T 4754）划分。

②“职业病危害因素”自《职业病危害因素分类目录》（卫法监发〔2002〕63 号）导出。因时间变化，工艺和技术发展，职业病危害因素行业举例可能出现变化。故实际引用时，应征询本单位主管职能部门意见后方可使用。

附表 1　危化行业工作场所主要职业病危害因素

序号	分行业	职业病危害因素	
1	基础化学原料·无机酸制造	化学因素	氯气，氨，氮氧化合物，二氧化硫，钒及其化合物，氟化氢，氟及其化合物，磷及其化合物，硫化氢，盐酸，硫酸，硝酸
		物理 / 生物因素	高温，噪声；电离辐射
2	基础化学原料·无机碱制造	粉尘	矽尘，煤尘
		化学因素	氨，氯气，汞，一氧化碳，硫化氢，硫酸，盐酸
		物理 / 生物因素	高温，噪声

续 表

序号	分行业	职业病危害因素	
3	基础化学原料·无机盐制造	粉尘	矽尘，煤尘
		化学因素	铅及其化合物，锰及其化合物，磷及其化合物，氟及其化合物，氧化锌，氨，氮氧化合物，氯气，一氧化碳，二硫化碳，氟化氢，磷化铝，磷化氢，磷化锌，硫化氢，硫酸，硝酸，氰化氢或氢氰酸，氰化物，砷化氢
		物理 / 生物因素	高温
4	基础化学原料·有机化学原料制造	化学因素	铅及其化合物，砷及其化合物，磷及其化合物，氟及其化合物，钒及其化合物，氨，氯气，光气，氮氧化合物，一氧化碳，二氧化硫，硫化氢，二硫化碳，苯，甲苯，二甲苯，N，N–二甲基苯胺，苯胺，硝基苯，硝基甲苯，对硝基苯胺，丙烯腈，丙烯酰胺，多氯苯，二甲基甲酰胺，二氯乙烷，酚，氟化氢，铬酸盐，甲醛，硫酸二甲酯，氯乙烯，氯丙烯，氯丁二烯，氯甲醚，氰化氢或氢氰酸，氰化物，汽油，三氯甲烷，三氯乙烯，四氯化碳，羰基镍，溴甲烷，盐酸，硫酸，硝酸，甲醇
		物埋 / 生物因素	高温，噪声；电离辐射
5	肥料·氮肥制造	化学因素	氟及其化合物，氨，一氧化碳，二氧化硫，氮氧化合物，硫化氢，氟化氢，氰化氢或氢氰酸，盐酸，硫酸，硝酸
		物理 / 生物因素	高温，噪声
6	肥料·磷肥制造	粉尘	矽尘
		化学因素	氟及其化合物，磷及其化合物，氨，一氧化碳，二氧化硫，氟化氢，磷化铝，磷化氢，磷化锌，盐酸，硫酸，硝酸
		物理 / 生物因素	高温，噪声

续 表

<table>
<tr><th>序号</th><th>分行业</th><th colspan="2">职业病危害因素</th></tr>
<tr><td>7</td><td>农药·化学农药制造</td><td>化学因素</td><td>锰及其化合物，磷及其化合物，砷及其化合物，氟及其化合物，氨，氯气，光气，氮氧化合物，硫化氢，二硫化碳，苯，甲苯，二甲苯，多氯苯，硝基苯，硝基甲苯，苯胺，N，N–二甲基苯胺，甲基苯胺，酚，二氯乙烷，三氯甲烷，四氯化碳，五氯酚，氟化氢，甲醛，氯丙烯，氯甲醚，氰化物，甲醇，松节油，磷化铝，磷化氢，磷化锌，氧化锌，偏二甲基肼，硫酸二甲酯，盐酸，硫酸，硝酸，有机磷农药，氨基甲酸酯类农药，拟除虫菊酯类农药，杀虫脒</td></tr>
<tr><td rowspan="3">8</td><td rowspan="3">涂料制造</td><td>粉尘</td><td>矽尘，石棉尘</td></tr>
<tr><td>化学因素</td><td>铅尘（烟），锰烟，汞，镉及其化合物，砷化氢，铬酸盐，重铬酸盐（六价铬），氨，氮氧化合物，二氧化硫，硫化氢，苯，甲苯，二甲苯，苯胺，β–萘胺，氰化氢或氢氰酸，甲醛，沥青，汽油，甲醇，氧化锌，盐酸，硫酸，硝酸</td></tr>
<tr><td>物理 / 生物因素</td><td>高温，噪声；电离辐射</td></tr>
<tr><td>9</td><td>染料制造</td><td>化学因素</td><td>铅及其化合物，汞，铬酸盐，氨，氮氧化合物，氯气，光气，二氧化硫，硫化氢，一氧化碳，苯，甲苯，二甲苯，硝基苯，硝基甲苯，苯胺，二苯胺，联苯胺，N，N–二甲基苯胺，对硝基苯胺，对苯二酚，β–萘胺，二甲基甲酰胺，酚，氰化氢或氢氰酸，氰化物，丙烯腈，二氯乙烷，三氯甲烷，醚，硫酸二甲酯，甲醛，甲醇，盐酸，硫酸，硝酸</td></tr>
<tr><td rowspan="2">10</td><td rowspan="2">合成材料、初级形态塑料及合成树脂制造</td><td>化学因素</td><td>氯化高汞，磷及其化合物，氟及其化合物，氟化氢，氨，氯气，光气，一氧化碳，苯，甲苯，二甲苯，硝基苯，二硝基苯，硝基甲苯，苯胺，对苯二酚，酚，氯甲醚，氰化氢或氢氰酸，丙烯腈，二氯乙烷，氯乙烯，三氯乙烯，四氯化碳，氯丙烯，二异氰酸甲苯酯，甲醛，有机氟聚合物单体及其热裂解物，甲醇，硫酸二甲酯，正己烷，汽油，盐酸，硫酸</td></tr>
<tr><td>物理 / 生物因素</td><td>高温，噪声</td></tr>
</table>

续 表

序号	分行业	职业病危害因素	
11	合成材料·合成橡胶制造	化学因素	氟及其化合物，氟化氢，氯气，苯，丙烯腈，氯丁二烯，四氯化碳，有机氟聚合物单体及其热裂解物，盐酸
		物理/生物因素	高温；电离辐射
12	合成材料·合成纤维单（聚合）体制造	粉尘	石棉尘
		化学因素	氨，氯气，硫化氢，苯，甲苯，二甲苯，酚，二甲基甲酰胺，丙烯酰胺，氰化氢或氢氰酸，氰化物，丙烯腈，四氯化碳，有机氟聚合物单体及其热裂解物，甲醇，盐酸，硫酸
		物理/生物因素	高温；电离辐射
13	专用化学产品·化学试剂和助剂制造	粉尘	矽尘，石墨尘
		化学因素	铅及其化合物，四乙基铅，锰及其化合物，镉及其化合物，磷及其化合物，氟及其化合物，氟化氢，氧化锌，有机锡，氨，氮氧化合物，氯气，光气，二氧化硫，硫化氢，二硫化碳，四氯化碳，苯，甲苯，二甲苯，苯胺，二苯胺，硝基苯，硝基甲苯，二硝基甲苯，酚，氰化物，丙烯腈，二氯乙烷，三氯甲烷，氯乙烯，氯丙烯，二异氰酸甲苯酯，甲醇，甲醛，沥青，偏二甲基肼，硫酸二甲酯，硫酸，硝酸
		物理/生物因素	高温，噪声
14	专用化学产品·专项化学用品制造	粉尘	炭黑尘
		化学因素	锰尘（烟），重铬酸盐（六价铬），氨，二氧化硫，甲苯，二甲苯，酚，甲醛，甲醇，硫酸二甲酯，汽油，松节油，盐酸
		物理/生物因素	高温，噪声；电离辐射
15	专用化学产品·林产化学产品制造	化学因素	氨，氮氧化合物，氯气，一氧化碳，三硝基甲苯，甲醛，甲醇，焦油，汽油，松节油，盐酸
		物理/生物因素	高温，噪声；森林脑炎病毒

续 表

序号	分行业	职业病危害因素	
16	日用化学产品・香料、香精制造	粉尘	滑石尘
		化学因素	钒及其化合物，氧化锌，氯气，一氧化碳，二氧化硫，四氯化碳，苯，甲苯，苯胺，硝基苯，二硝基甲苯，三氯甲烷，正己烷，酚，醚，甲醛，甲醇，硫酸二甲酯，松节油，盐酸
		物理 / 生物因素	高温
17	化学药品原料药制造	化学因素	锰及其化合物，汞及其化合物，磷及其化合物，铬酸盐，重铬酸盐（六价铬），砷化氢，钒及其化合物，钡及其化合物，氨，氯气，光气，硫化氢，二氧化硫，二硫化碳，四氯化碳，苯，甲苯，二甲苯，苯胺，二苯胺，N，N–二甲基苯胺，对硝基苯胺，甲基苯胺，硝基苯，硝基甲苯，多氯苯，对苯二酚，酚，氰化物，丙烯腈，氯丙烯，氯丁二烯，二甲基甲酰胺，二氯乙烷，三氯甲烷，溴甲烷，三氯乙烯，甲醛，一甲胺，甲醇，硫酸二甲酯，汽油，硫酸，硝酸
		物理 / 生物因素	高温，噪声；电离辐射
18	纤维素纤维原料及纤维制造	化学因素	氯气，硫化氢，二硫化碳，盐酸，硫酸
		物理 / 生物因素	高温，噪声
19	合成纤维制造	化学因素	丙烯腈，甲醇，硫酸
		物理 / 生物因素	高温，噪声；电离辐射

附件 2　危化行业可能接触职业病危害因素的主要工种

危化行业可能接触职业病危害因素的主要工种见附表 2。

附表 2 说明：

①“分行业”按《国民经济行业分类》（GB/T 4754）划分。

②“主要工种”引自“人力资源和社会保障部国家职业资格管理 · 职业分类目录”（http://ms.nvq.net.cn/nvqdbApp/htm/fenlei/index.html）。

附表 2　危化行业可能接触职业病危害因素的主要工种

分行业			主要工种	
大类	中类	小类	大工种	小工种
化学原料和化学制品制造业	基础化学原料制造	无机酸制造	硫酸生产工	硫化物焙烧，二氧化硫气体净化，二氧化硫气体转化，酸性气体回收
			硝酸生产工	氨氧化，浓硝酸工，酸性气体回收
			盐酸生产工	氯化氢合成，酸性气体回收
			磷酸生产工	热法磷酸燃磷工
		无机碱制造	纯碱生产工	盐水工，蒸吸工，纯碱碳化，重碱煅烧，纯碱石灰工，重质纯碱，联碱洗盐，联碱结晶
			烧碱生产工	苛化，变电整流，烧碱电解，氯氢处理，烧碱蒸发，固碱，电解槽修理
		无机盐制造	氟化盐生产工	酸原料准备，碱原料准备，氟化氢反应炉，氢氟酸制取，粗氟酸精制，氟化盐合成，氟化盐过滤，高浓度氢氟酸制取，解析二氧化硫制取，含氟烟气处理回收，含氟污水处理回收，干法氟化铝制取
			缩聚磷酸盐生产工	

续 表

分行业			主要工种	
大类	中类	小类	大工种	小工种
化学原料和化学制品制造业	基础化学原料制造	无机盐制造	二硫化碳生产工	二硫化碳熔硫操作，二硫化碳电炉操作，二硫化碳煤气炉操作，二硫化碳蒸馏操作，二硫化碳回收操作
		有机化学原料制造	脂肪烃生产工	
			环烃生产工	
			烃类衍生物生产工	
			其他基本有机化工产品生产人员	
	肥料制造		合成氨生产工	合成氨总控，水煤气，油气化，合成氨转变，合成氨净化，合成氨气体压缩，氨合成工
			尿素生产工	尿素合成，尿素加工
			硝酸铵生产工	硝酸铵中和，硝酸铵结晶造粒，多孔硝酸铵造粒
			碳酸氢铵生产工	碳酸氢铵碳化
			硫酸铵生产工	硫酸铵，硫酸铵中和
			过磷酸钙生产工	过磷酸钙混化，过磷酸钙熟化
			复合磷肥生产工	磷矿酸解，磷酸铵氨化造粒
			钙镁磷肥生产工	

续 表

分行业			主要工种	
大类	中类	小类	大工种	小工种
化学原料和化学制品制造业	农药制造	化学农药制造	有机合成工	
			农药生物测试试验工	
	涂料、油墨、颜料及类似产品制造	涂料制造	涂料树脂合成工	
			制漆配色调制工	
		染料制造	染料分析工	
			染料应用试验工	
			染料拼混工	
			研磨分散工	
	合成材料制造	初级形态塑料及合成树脂制造	聚乙烯生产工	
			聚丙烯生产工	
			聚苯乙烯生产工	
			聚丁二烯生产工	
			聚氯乙烯生产工	
			酚醛树脂生产工	

续 表

分行业			主要工种	
大类	中类	小类	大工种	小工种
化学原料和化学制品制造业	合成材料制造	初级形态塑料及合成树脂制造	环氧树脂生产工	
			丙烯腈—丁二烯—苯乙烯共聚物（ABS）生产工	
		合成橡胶制造	顺丁橡胶生产工	
			乙丙橡胶生产工	
			异戊橡胶生产工	
			丁腈橡胶生产工	
	合成材料制造		丁苯橡胶生产工	丁苯聚合，乳胶脱气，丁苯后处理
		合成橡胶制造	氯丁橡胶生产工	
	专用化学产品制造	化学试剂和助剂制造	催化剂制造工	
			催化剂试验工	
			溶剂制造工	溶剂蒸煮，溶剂培菌，溶剂发酵，溶剂蒸馏
			化学试剂制造工	无机试剂，有机试剂，高纯试剂，临床试剂
			化学添加剂制造工	

续 表

分行业			主要工种	
大类	中类	小类	大工种	小工种
化学原料和化学制品制造业	专用化学产品制造	专项化学用品制造	制皂工	
			甘油工	
			脂肪酸工	
			洗衣粉成型工	
			合成洗涤剂制造工	
			化妆品配制工	
			牙膏制造工	
	专用化学产品制造	专项化学用品制造	油墨制造工	
			制胶工	
			火柴制造工	
		林产化学产品制造	松香工	松脂工，熔解澄清，松香蒸馏，滴水法松香工，松香浸提，松香改性反应，松焦油工
			松节油制品工	松节油合成反应，催化剂处理，樟脑升华，聚合反应
			活性炭生产工	木材干馏，木焦油，活性炭炭化，活性炭活化，活性炭干燥
			栲胶生产工	栲胶浸提，栲胶蒸发，栲胶干燥
			紫胶生产工	紫胶洗色干燥，紫胶熔化，紫胶蒸发，紫胶热滤，紫胶制片，紫胶漂白，紫胶脱色
			栓皮制品工	供料破碎，软木烘焙，制胚剖片

续 表

分行业			主要工种	
大类	中类	小类	大工种	小工种
化学原料和化学制品制造业	专用化学产品制造	林产化学产品制造	木材水解工	水解蒸煮，水解物料中和，水解蒸馏，水解酵母分离，水解酵母干燥，酵母营养盐工，水解设备搪砌
	日用化学产品制造	香料、香精制造	香料制造工	香料原料处理，香料合成，香料分馏，香料精制，天然香料制备
			香精配制工	
医药制造业	化学药品原料药制造	化学药品原料药制造	化学合成制药工	氧化，还原，消除，加成，卤化，酰化，酯化，硫化，磺化，硝化，胺化，烃化，羧化，膦化，肼化，缩酮，氰化，醚化，乙炔化，重氮化，肟化，胂化，炭化，异构，酶催化，药催化氧化，药催化氢化，转化，X反应，叠反应，缩合，环合，聚合，重排，裂解，水解，降解，拆分，扩开环，置换，固液分离，提取，蒸馏，蒸发，精制，中和成盐，备料配料，干燥包装，原料药试验
化学纤维制造业			化纤聚合工	聚乙烯醇制造，腈纶聚合操作，腈纶单体回收操作，涤纶卸料投料，涤纶聚合操作，涤纶热媒操作，涤纶切料操作，涤纶乙二醇回收操作，锦纶聚合操作，锦纶盐处理操作，锦纶单体回收操作，氨纶溶剂精制操作，氨纶聚合操作，芳砜纶聚合操作，丙纶聚合操作
			湿纺原液制造工	原料准备浸渍操作，原料准备老化磺化操作，湿法纺原液制造，芳砜纶加料过滤操作
			纺丝工	渔网纺丝，湿法纺纺丝操作，熔融纺纺丝操作，熔融纺干燥操作，熔融纺卷绕操作，氨纶包缠操作，氨纶纺丝操作

续 表

分行业			主要工种	
大类	中类	小类	大工种	小工种
化学纤维制造业			化纤后处理工	渔网分丝，黏胶短丝后处理操作，黏胶长丝后处理操作，短丝整理操作，长丝整理操作，牵切挡车，腈纶后处理操作，熔融纺短丝后处理，熔融纺长丝后牵伸挡车，熔融纺长丝后加弹挡车，纺砜纶纺丝后牵伸操作，毛条制造，帘子布初复捻挡车，吸胶，黏胶长丝成筒操作
			纺丝凝固浴液配制工	凝固浴操作，腈纶溶液调备操作，混法酸碱站操作
			无纺布制造工	无纺布热轧挡车，喷胶棉挡车，联合机挡车，小无纺挡车，空滤针刺挡车，浆点挡车
			化纤纺丝精密组件工	湿法纺纺丝精密工，熔融纺组件工

附件 3　危化行业工作场所主要工序职业病危害因素

危化行业工作场所主要工序职业病危害因素见附表 3.1 ～ 3.12。

附表 3 说明：

①附表 3 格式与项目引自《用人单位职业病危害告知与警示标识管理规范》（安监总厅安健〔2014〕111 号）的规定。

②“工序”“职业病危害因素”“可能引起的法定职业病”自《职业病危害因素分类目录》（卫法监发〔2002〕63 号）导出。因时间变化，工艺和技术发展，职业病危害因素行业举例可能出现变化。故实际引用时，应征询本单位主管职能部门意见，对主要工序职业病危害因素进行订正后方可使用。

③“职业病防护措施”参照相关技术规范确定。

④“职业禁忌证”引用《职业健康监护技术规范》（GBZ 188—2014）规定。

附表 3.1　基础化学原料・无机酸制造业主要工序职业病危害告知信息

工序	职业病危害因素	可能引起的法定职业病	职业病防护措施	职业禁忌证
氯化氢合成	氯气	氯气中毒	密闭；通风；局部机械排风；报警器；防毒口罩	上岗：慢性阻塞性肺病；支气管哮喘；慢性间质性肺病 在岗：支气管哮喘；慢性间质性肺病
	盐酸	化学性灼伤	密闭；局部机械排风；喷淋洗眼装置；报警器；防腐蚀护目镜、口罩、工作服、手套、鞋	上岗：牙酸蚀病；支气管哮喘；慢性阻塞性肺病 在岗：慢性阻塞性肺病
		牙酸蚀病		
	高温	中暑	通风；降温措施；护目镜或面罩、热防护服	未控高血压；未控甲亢症；未控糖尿病；慢性肾炎；癫痫；全身瘢痕面积 ≥ 20%

续 表

工序	职业病危害因素	可能引起的法定职业病	职业病防护措施	职业禁忌证
氯化氢合成	噪声	噪声聋	防噪设施；耳塞（耳罩）	GBZ 188：7.1.1.1（上岗），7.1.2.1（在岗）所列
氯化氢干燥	盐酸、硫酸	化学性灼伤	密闭；局部机械排风；喷淋洗眼装置；报警器；防腐蚀护目镜、口罩、工作服、手套、鞋	上岗：牙酸蚀病；支气管哮喘；慢性阻塞性肺病 在岗：慢性阻塞性肺病
		牙酸蚀病		
硫化物焙烧	二氧化硫	二氧化硫中毒	密闭；通风；局部机械排风；报警器；防毒口罩	上岗：慢性阻塞性肺病；支气管哮喘；慢性间质性肺病 在岗：支气管哮喘；慢性间质性肺病
	高温	中暑	通风；降温措施；护目镜或面罩、热防护服	未控高血压；未控甲亢症；未控糖尿病；慢性肾炎；癫痫；全身瘢痕面积≥20%
二氧化硫转化	二氧化硫	二氧化硫中毒	密闭；通风；局部机械排风；报警器；防毒口罩	上岗：慢性阻塞性肺病；支气管哮喘；慢性间质性肺病 在岗：支气管哮喘；慢性间质性肺病
	钒及其化合物	钒及其化合物中毒	密闭；通风；局部机械排风；防毒口罩	慢性阻塞性肺病
三氧化硫吸收	二氧化硫	二氧化硫中毒	密闭；通风；局部机械排风；报警器；防毒口罩	上岗：慢性阻塞性肺病；支气管哮喘；慢性间质性肺病 在岗：支气管哮喘；慢性间质性肺病
	硫酸	化学性灼伤	密闭；局部机械排风；喷淋洗眼装置；报警器；防腐蚀护目镜、口罩、工作服、手套、鞋	上岗：牙酸蚀病；支气管哮喘；慢性阻塞性肺病 在岗：慢性阻塞性肺病
		牙酸蚀病		

续 表

工序	职业病危害因素	可能引起的法定职业病	职业病防护措施	职业禁忌证
塔式硫酸合成	二氧化硫	二氧化硫中毒	密闭；通风；局部机械排风；报警器；防毒口罩	上岗：慢性阻塞性肺病；支气管哮喘；慢性间质性肺病 在岗：支气管哮喘；慢性间质性肺病
塔式硫酸合成	氮氧化合物	氮氧化物中毒		上岗：慢性阻塞性肺病；慢性间质性肺病；支气管哮喘 在岗：慢性间质性肺病；支气管哮喘
	硫酸	化学性灼伤	密闭；局部机械排风；喷淋洗眼装置；报警器；防腐蚀护目镜、口罩、工作服、手套、鞋	上岗：牙酸蚀病；支气管哮喘；慢性阻塞性肺病 在岗：慢性阻塞性肺病
		牙酸蚀病		
	高温	中暑	通风；降温措施；护目镜或面罩、热防护服	未控高血压；未控甲亢症；未控糖尿病；慢性肾炎；癫痫；全身瘢痕面积≥20%
硫酸尾气吸收	二氧化硫	二氧化硫中毒	密闭；通风；局部机械排风；报警器；防毒口罩	上岗：慢性阻塞性肺病；支气管哮喘；慢性间质性肺病 在岗：支气管哮喘；慢性间质性肺病
	氨	氨中毒		上岗：慢性阻塞性肺病；支气管哮喘；慢性间质性肺病 在岗：支气管哮喘；慢性间质性肺病
硫化氢燃烧	二氧化硫	二氧化硫中毒	密闭；通风；局部机械排风；报警器；防毒口罩	上岗：慢性阻塞性肺病；支气管哮喘；慢性间质性肺病 在岗：支气管哮喘；慢性间质性肺病

续 表

工序	职业病危害因素	可能引起的法定职业病	职业病防护措施	职业禁忌证
硫化氢燃烧	硫化氢	硫化氢中毒	密闭；通风；局部机械排风；报警器；防毒口罩	中枢神经系统器质性疾病
	高温	中暑	通风；降温措施；护目镜或面罩、热防护服	未控高血压；未控甲亢症；未控糖尿病；慢性肾炎；癫痫；全身瘢痕面积≥20%
氧化氮洗涤	硝酸	化学性灼伤	密闭；局部机械排风；喷淋洗眼装置；报警器；防腐蚀护目镜、口罩、工作服、手套、鞋	上岗：牙酸蚀病；支气管哮喘；慢性阻塞性肺病 在岗：慢性阻塞性肺病
		牙酸蚀病		
	氨	氨中毒	密闭；通风；局部机械排风；报警器；防毒口罩	上岗：慢性阻塞性肺病；支气管哮喘；慢性间质性肺病 在岗：支气管哮喘；慢性间质性肺病
二氧化氮冷凝	氮氧化合物	氮氧化物中毒	密闭；通风；局部机械排风；报警器；防毒口罩	上岗：慢性阻塞性肺病；慢性间质性肺病；支气管哮喘 在岗：慢性间质性肺病；支气管哮喘
	二氧化硫	二氧化硫中毒		
氧化氮氧化	氮氧化合物	氮氧化物中毒	密闭；通风；局部机械排风；报警器；防毒口罩	上岗：慢性阻塞性肺病；慢性间质性肺病；支气管哮喘 在岗：慢性间质性肺病；支气管哮喘
	硝酸	化学性灼伤	密闭；局部机械排风；喷淋洗眼装置；报警器；防腐蚀护目镜、口罩、工作服、手套、鞋	上岗：牙酸蚀病；支气管哮喘；慢性阻塞性肺病 在岗：慢性阻塞性肺病
		牙酸蚀病		

续 表

<table>
<tr><th>工序</th><th>职业病危害因素</th><th>可能引起的法定职业病</th><th>职业病防护措施</th><th>职业禁忌证</th></tr>
<tr><td>氧化氮氧化</td><td>钒及其化合物</td><td>钒及其化合物中毒</td><td>密闭；通风；局部机械排风；防毒口罩</td><td>慢性阻塞性肺病</td></tr>
<tr><td rowspan="3">硝酸吸收，浓硝酸合成，钼酸合成</td><td>氮氧化合物</td><td>氮氧化物中毒</td><td>密闭；通风；局部机械排风；报警器；防毒口罩</td><td>上岗：慢性阻塞性肺病；慢性间质性肺病；支气管哮喘
在岗：慢性间质性肺病；支气管哮喘</td></tr>
<tr><td rowspan="2">硝酸</td><td>化学性灼伤</td><td rowspan="2">密闭；局部机械排风；喷淋洗眼装置；报警器；防腐蚀护目镜、口罩、工作服、手套、鞋</td><td rowspan="2">上岗：牙酸蚀病；支气管哮喘；慢性阻塞性肺病
在岗：慢性阻塞性肺病</td></tr>
<tr><td>牙酸蚀病</td></tr>
<tr><td rowspan="4">磷酸合成，氢氟酸合成</td><td rowspan="2">硫酸</td><td>化学性灼伤</td><td rowspan="2">密闭；局部机械排风；喷淋洗眼装置；报警器；防腐蚀护目镜、口罩、工作服、手套、鞋</td><td rowspan="2">上岗：牙酸蚀病；支气管哮喘；慢性阻塞性肺病
在岗：慢性阻塞性肺病</td></tr>
<tr><td>牙酸蚀病</td></tr>
<tr><td>氟及其化合物</td><td>氟及其无机化合物中毒</td><td>密闭；通风；局部机械排风；防毒口罩</td><td>地方性氟病；骨关节疾病</td></tr>
<tr><td>氟化氢</td><td>牙酸蚀病</td><td>密闭；通风；局部机械排风；报警器；防毒口罩</td><td>上岗：牙酸蚀病；支气管哮喘；慢性阻塞性肺病
在岗：慢性阻塞性肺病</td></tr>
<tr><td>氯酸合成</td><td>氯气</td><td>氯气中毒</td><td>密闭；通风；局部机械排风；报警器；防毒口罩</td><td>上岗：慢性阻塞性肺病；支气管哮喘；慢性间质性肺病
在岗：支气管哮喘；慢性间质性肺病</td></tr>
<tr><td rowspan="2">氯酸合成</td><td rowspan="2">电离辐射</td><td>职业性放射性疾病</td><td rowspan="2">警示、隔离；防放射性护目镜、服装、手套</td><td rowspan="2">GBZ 98：4.1~4.12 规定</td></tr>
<tr><td>白内障</td></tr>
</table>

续 表

工序	职业病危害因素	可能引起的法定职业病	职业病防护措施	职业禁忌证
硼酸合成	二氧化硫	二氧化硫中毒	密闭；通风；局部机械排风；报警器；防毒口罩	上岗：慢性阻塞性肺病；支气管哮喘；慢性间质性肺病 在岗：支气管哮喘；慢性间质性肺病
	氨	氨中毒		
	硫酸	化学性灼伤	密闭；局部机械排风；喷淋洗眼装置；报警器；防腐蚀护目镜、口罩、工作服、手套、鞋	上岗：牙酸蚀病；支气管哮喘；慢性阻塞性肺病 在岗：慢性阻塞性肺病
		牙酸蚀病		
氟硼酸合成	氟及其化合物	氟及其无机化合物中毒	密闭；通风；局部机械排风；防毒口罩	地方性氟病；骨关节疾病
	氟化氢	牙酸蚀病	密闭；通风；局部机械排风；报警器；防毒口罩	上岗：牙酸蚀病；支气管哮喘；慢性阻塞性肺病 在岗：慢性阻塞性肺病
氯化氢冷却，氯磺酸冷却，高氯酸合成，亚磷酸合成	盐酸	化学性灼伤	密闭；局部机械排风；喷淋洗眼装置；报警器；防腐蚀护目镜、口罩、工作服、手套、鞋	上岗：牙酸蚀病；支气管哮喘；慢性阻塞性肺病 在岗：慢性阻塞性肺病
		牙酸蚀病		
氯磺酸合成，氨氧混合，氨氧化	氨	氨中毒	密闭；通风；局部机械排风；报警器；防毒口罩	上岗：慢性阻塞性肺病；支气管哮喘；慢性间质性肺病 在岗：支气管哮喘；慢性间质性肺病
间接浓硝酸，过氧乙酸合成	硫酸	化学性灼伤	密闭；局部机械排风；喷淋洗眼装置；报警器；防腐蚀护目镜、口罩、工作服、手套、鞋	上岗：牙酸蚀病；支气管哮喘；慢性阻塞性肺病 在岗：慢性阻塞性肺病
		牙酸蚀病		

续 表

工序	职业病危害因素	可能引起的法定职业病	职业病防护措施	职业禁忌证
氯化钠电解	氯气	氯气中毒	密闭；通风；局部机械排风；报警器；防毒口罩	上岗：慢性阻塞性肺病；支气管哮喘；慢性间质性肺病 在岗：支气管哮喘；慢性间质性肺病
二氧化硫净化	二氧化硫	二氧化硫中毒	密闭；通风；局部机械排风；报警器；防毒口罩	上岗：慢性阻塞性肺病；支气管哮喘；慢性间质性肺病 在岗：支气管哮喘；慢性间质性肺病
氨氧化	氮氧化合物	氮氧化物中毒	密闭；通风；局部机械排风；报警器；防毒口罩	上岗：慢性阻塞性肺病；慢性间质性肺病；支气管哮喘 在岗：慢性间质性肺病；支气管哮喘
多聚磷酸合成	磷及其化合物	磷及其化合物中毒	密闭；通风；局部机械排风；防毒口罩	牙本质病变（不含龋齿）；下颌骨疾病；慢性肝病

附表 3.2　基础化学原料・无机碱制造业主要工序职业病危害告知信息

工序	职业病危害因素	可能引起的法定职业病	职业病防护措施	职业禁忌证
碱矿石加工，碳酸氢钠精制	高温	中暑	通风；降温措施；护目镜或面罩；热防护服	未控高血压；未控甲亢症；未控糖尿病；慢性肾炎；癫痫；全身瘢痕面积 ≥ 20%
	噪声	噪声聋	防噪设施；耳塞（耳罩）	GBZ 188：7.1.1.1（上岗），7.1.2.1（在岗）所列
石灰煅烧	煤尘	煤工尘肺	通风；喷雾；洒水；局部机械除尘；防尘口罩	活动性肺结核病；慢性阻塞性肺病；慢性间质性肺病；伴肺功能损害的疾病

续 表

工序	职业病危害因素	可能引起的法定职业病	职业病防护措施	职业禁忌证
石灰煅烧	一氧化碳	一氧化碳中毒	密闭；通风；局部机械排风；报警器；防毒口罩	中枢神经系统器质性疾病
	高温	中暑	通风；降温措施；护目镜或面罩、热防护服	未控高血压；未控甲亢症；未控糖尿病；慢性肾炎；癫痫；全身瘢痕面积≥20%
霞石制碱，液碱蒸发，重灰水合，碳酸氢钠碳化	高温	中暑	通风；降温措施；护目镜或面罩、热防护服	未控高血压；未控甲亢症；未控糖尿病；慢性肾炎；癫痫；全身瘢痕面积≥20%
盐水电解，氯吸收	氯气	氯气中毒	密闭；通风；局部机械排风；报警器；防毒口罩	上岗：慢性阻塞性肺病；支气管哮喘；慢性间质性肺病 在岗：支气管哮喘；慢性间质性肺病
氨盐水制备，碱精制	氨	氨中毒	密闭；通风；局部机械排风；报警器；防毒口罩	上岗：慢性阻塞性肺病；支气管哮喘；慢性间质性肺病 在岗：支气管哮喘；慢性间质性肺病
	高温	中暑	通风；降温措施；护目镜或面罩、热防护服	未控高血压；未控甲亢症；未控糖尿病；慢性肾炎；癫痫；全身瘢痕面积≥20%
盐水汞电解	汞	汞及其化合物中毒	密闭；通风；局部机械排风；洗淋装置；防毒口罩	中枢神经系统器质性疾病；慢性肾脏疾病；已确诊并仍需医学监护的精神障碍性疾病

续　表

工序	职业病危害因素	可能引起的法定职业病	职业病防护措施	职业禁忌证
盐水汞电解	氯气	氯气中毒	密闭；通风；局部机械排风；报警器；防毒口罩	上岗：慢性阻塞性肺病；支气管哮喘；慢性间质性肺病 在岗：支气管哮喘；慢性间质性肺病
氯氢处理	氯气	氯气中毒	密闭；通风；局部机械排风；报警器；防毒口罩	上岗：慢性阻塞性肺病；支气管哮喘；慢性间质性肺病 在岗：支气管哮喘；慢性间质性肺病
	硫酸	化学性灼伤	密闭；局部机械排风；喷淋洗眼装置；报警器；防腐蚀护目镜、口罩、工作服、手套、鞋	上岗：牙酸蚀病；支气管哮喘；慢性阻塞性肺病 在岗：慢性阻塞性肺病
		牙酸蚀病		
盐水膜电解	氯气	氯气中毒	密闭；通风；局部机械排风；报警器；防毒口罩	上岗：慢性阻塞性肺病；支气管哮喘；慢性间质性肺病 在岗：支气管哮喘；慢性间质性肺病
	盐酸	化学性灼伤	密闭；局部机械排风；喷淋洗眼装置；报警器；防腐蚀护目镜、口罩、工作服、手套、鞋	上岗：牙酸蚀病；支气管哮喘；慢性阻塞性肺病 在岗：慢性阻塞性肺病
		牙酸蚀病		
重碱煅烧	氨	氨中毒	密闭；通风；局部机械排风；报警器；防毒口罩	上岗：慢性阻塞性肺病；支气管哮喘；慢性间质性肺病 在岗：支气管哮喘；慢性间质性肺病
	一氧化碳	一氧化碳中毒		中枢神经系统器质性疾病

续 表

工序	职业病危害因素	可能引起的法定职业病	职业病防护措施	职业禁忌证
钾碱煅烧碳化	煤尘	煤工尘肺	通风；喷雾；洒水；局部机械除尘；防尘口罩	活动性肺结核病；慢性阻塞性肺病；慢性间质性肺病；伴肺功能损害的疾病
	高温	中暑	通风；降温措施；护目镜或面罩、热防护服	未控高血压；未控甲亢症；未控糖尿病；慢性肾炎；癫痫；全身瘢痕面积 ≥ 20%
精氨盐水碳化	一氧化碳	一氧化碳中毒	密闭；通风；局部机械排风；报警器；防毒口罩	中枢神经系统器质性疾病
	硫化氢	硫化氢中毒		中枢神经系统器质性疾病
泡花碱制取	矽尘	矽肺	通风；喷雾；洒水；局部机械除尘；防尘口罩	活动性肺结核病；慢性阻塞性肺病；慢性间质性肺病；伴肺功能损害的疾病
除汞	汞	汞及其化合物中毒	密闭；通风；局部机械排风；洗淋装置；防毒口罩	中枢神经系统器质性疾病；慢性肾脏疾病；已确诊并仍需医学监护的精神障碍性疾病
重灰挤压	噪声	噪声聋	防噪设施；耳塞（耳罩）	GBZ 188：7.1.1.1（上岗），7.1.2.1（在岗）所列

附表 3.3　基础化学原料 · 无机盐制造业主要工序职业病危害告知信息

工序	职业病危害因素	可能引起的法定职业病	职业病防护措施	职业禁忌证
锌盐制取	砷化氢	砷化氢中毒	密闭；通风；局部机械排风；报警器；防毒口罩	慢性肾脏疾病；血清葡萄糖 -6- 磷酸脱氢酶缺乏症
	硫化氢	硫化氢中毒		中枢神经系统器质性疾病

续 表

工序	职业病危害因素	可能引起的法定职业病	职业病防护措施	职业禁忌证
锌盐制取	磷化氢、磷化锌、磷化铝	磷化氢、磷化锌、磷化铝中毒	密闭；通风；局部机械排风；报警器；防毒口罩	中枢神经系统器质性疾病；支气管哮喘；慢性间质性肺病
	氧化锌	金属烟热	密闭；通风；局部机械排风；防毒口罩	未控甲亢症
	硫酸	化学性灼伤	密闭；局部机械排风；喷淋洗眼装置；报警器；防腐蚀护目镜、口罩、工作服、手套、鞋	上岗：牙酸蚀病；支气管哮喘；慢性阻塞性肺病 在岗：慢性阻塞性肺病
		牙酸蚀病		
氯化物制取	铅烟	铅及其化合物中毒	密闭；通风；局部机械排风；防毒口罩	中度贫血；卟啉病；多发性周围神经疾病
	砷化氢	砷化氢中毒	密闭；通风；局部机械排风；报警器；防毒口罩	慢性肾脏疾病；血清葡萄糖-6-磷酸脱氢酶缺乏症
	氯气	氯气中毒		上岗：慢性阻塞性肺病；支气管哮喘；慢性间质性肺病 在岗：支气管哮喘；慢性间质性肺病
	二氧化硫	二氧化硫中毒		上岗：慢性阻塞性肺病；支气管哮喘；慢性间质性肺病 在岗：支气管哮喘；慢性间质性肺病
	氨	氨中毒		上岗：慢性阻塞性肺病；支气管哮喘；慢性间质性肺病 在岗：支气管哮喘；慢性间质性肺病
	氮氧化合物	氮氧化物中毒		
	一氧化碳	一氧化碳中毒		中枢神经系统器质性疾病
	硫化氢	硫化氢中毒		

续　表

<table>
<tr><th>工序</th><th>职业病危害因素</th><th>可能引起的法定职业病</th><th>职业病防护措施</th><th>职业禁忌证</th></tr>
<tr><td rowspan="4">硫化钠制取</td><td>煤尘</td><td>煤工尘肺</td><td>通风；喷雾；洒水；局部机械除尘；防尘口罩</td><td>活动性肺结核病；慢性阻塞性肺病；慢性间质性肺病；伴肺功能损害的疾病</td></tr>
<tr><td>一氧化碳</td><td>一氧化碳中毒</td><td>密闭；通风；局部机械排风；报警器；防毒口罩</td><td>中枢神经系统器质性疾病</td></tr>
<tr><td rowspan="2">硫酸</td><td>化学性灼伤</td><td rowspan="2">密闭；局部机械排风；喷淋洗眼装置；报警器；防腐蚀护目镜、口罩、工作服、手套、鞋</td><td rowspan="2">上岗：牙酸蚀病；支气管哮喘；慢性阻塞性肺病
在岗：慢性阻塞性肺病</td></tr>
<tr><td>牙酸蚀病</td></tr>
<tr><td rowspan="4">硫酸盐制取</td><td>氯气</td><td>氯气中毒</td><td rowspan="2">密闭；通风；局部机械排风；报警器；防毒口罩</td><td>上岗：慢性阻塞性肺病；支气管哮喘；慢性间质性肺病
在岗：支气管哮喘；慢性间质性肺病</td></tr>
<tr><td>氨</td><td>氨中毒</td><td>上岗：慢性阻塞性肺病；支气管哮喘；慢性间质性肺病
在岗：支气管哮喘；慢性间质性肺病</td></tr>
<tr><td rowspan="2">硫酸</td><td>化学性灼伤</td><td rowspan="2">密闭；局部机械排风；喷淋洗眼装置；报警器；防腐蚀护目镜、口罩、工作服、手套、鞋</td><td rowspan="2">上岗：牙酸蚀病；支气管哮喘；慢性阻塞性肺病
在岗：慢性阻塞性肺病</td></tr>
<tr><td>牙酸蚀病</td></tr>
<tr><td>保险粉制取</td><td>二氧化硫</td><td>二氧化硫中毒</td><td>密闭；通风；局部机械排风；报警器；防毒口罩</td><td>上岗：慢性阻塞性肺病；支气管哮喘；慢性间质性肺病
在岗：支气管哮喘；慢性间质性肺病</td></tr>
</table>

续 表

工序	职业病危害因素	可能引起的法定职业病	职业病防护措施	职业禁忌证
二硫化碳电炉制取	二硫化碳	二硫化碳中毒	密闭；通风；局部机械排风；洗淋装置；防毒口罩	中枢神经系统器质性疾病；多发性周围神经疾病；视网膜病变
	硫化氢	硫化氢中毒	密闭；通风；局部机械排风；报警器；防毒口罩	中枢神经系统器质性疾病
	高温	中暑	通风；降温措施；护目镜或面罩、热防护服	未控高血压；未控甲亢症；未控糖尿病；慢性肾炎；癫痫；全身瘢痕面积≥ 20%
二硫化碳甲烷制取	二硫化碳	二硫化碳中毒	密闭；通风；局部机械排风；洗淋装置；防毒口罩	中枢神经系统器质性疾病；多发性周围神经疾病；视网膜病变
	硫化氢	硫化氢中毒	密闭；通风；局部机械排风；报警器；防毒口罩	中枢神经系统器质性疾病
二硫化钼制取	硫化氢	硫化氢中毒	密闭；通风；局部机械排风；报警器；防毒口罩	中枢神经系统器质性疾病
	氟化氢	牙酸蚀病		上岗：牙酸蚀病；支气管哮喘；慢性阻塞性肺病 在岗：慢性阻塞性肺病
	氟及其化合物	氟及其无机化合物中毒	密闭；通风；局部机械排风；防毒口罩	地方性氟病；骨关节疾病
硝酸钠制取	氮氧化合物	氮氧化物中毒	密闭；通风；局部机械排风；报警器；防毒口罩	上岗：慢性阻塞性肺病；慢性间质性肺病；支气管哮喘 在岗：慢性间质性肺病；支气管哮喘

续 表

工序	职业病危害因素	可能引起的法定职业病	职业病防护措施	职业禁忌证
硝酸钠制取	硝酸	化学性灼伤	密闭；局部机械排风；喷淋洗眼装置；报警器；防腐蚀护目镜、口罩、工作服、手套、鞋	上岗：牙酸蚀病；支气管哮喘；慢性阻塞性肺病 在岗：慢性阻塞性肺病
		牙酸蚀病		
磷酸钠盐制取	磷及其化合物	磷及其化合物中毒	密闭；通风；局部机械排风；防毒口罩	牙本质病变（不含龋齿）；下颌骨疾病；慢性肝病
	氯气	氯气中毒	密闭；通风；局部机械排风；报警器；防毒口罩	上岗：慢性阻塞性肺病；支气管哮喘；慢性间质性肺病 在岗：支气管哮喘；慢性间质性肺病
	磷化氢	磷化氢、磷化锌、磷化铝中毒		中枢神经系统器质性疾病；支气管哮喘；慢性间质性肺病
	磷化锌			
	磷化铝			
碳酸钡制取	煤尘	煤工尘肺	通风；喷雾；洒水；局部机械除尘；防尘口罩	活动性肺结核病；慢性阻塞性肺病；慢性间质性肺病；伴肺功能损害的疾病
	硫化氢	硫化氢中毒	密闭；通风；局部机械排风；报警器；防毒口罩	中枢神经系统器质性疾病
氟化钠制取	矽尘	矽肺	通风；喷雾；洒水；局部机械除尘；防尘口罩	活动性肺结核病；慢性阻塞性肺病；慢性间质性肺病；伴肺功能损害的疾病
	氟及其化合物	氟及其无机化合物中毒	密闭；通风；局部机械排风；防毒口罩	地方性氟病；骨关节疾病

续 表

工序	职业病危害因素	可能引起的法定职业病	职业病防护措施	职业禁忌证
氟化钠制取	氟化氢	牙酸蚀病	密闭；通风；局部机械排风；报警器；防毒口罩	上岗：牙酸蚀病；支气管哮喘；慢性阻塞性肺病 在岗：慢性阻塞性肺病
氟化氢制取	二氧化硫	二氧化硫中毒	密闭；通风；局部机械排风；报警器；防毒口罩	上岗：慢性阻塞性肺病；支气管哮喘；慢性间质性肺病 在岗：支气管哮喘；慢性间质性肺病
	氟化氢	牙酸蚀病		上岗：牙酸蚀病；支气管哮喘；慢性阻塞性肺病 在岗：慢性阻塞性肺病
	氟及其化合物	氟及其无机化合物中毒	密闭；通风；局部机械排风；防毒口罩	地方性氟病；骨关节疾病
	硫酸	化学性灼伤	密闭；局部机械排风；喷淋洗眼装置；报警器；防腐蚀护目镜、口罩、工作服、手套、鞋	上岗：牙酸蚀病；支气管哮喘；慢性阻塞性肺病 在岗：慢性阻塞性肺病
		牙酸蚀病		
氟硅酸镁制取，氢氟酸盐制取	氟及其化合物	氟及其无机化合物中毒	密闭；通风；局部机械排风；防毒口罩	地方性氟病；骨关节疾病
	氟化氢	牙酸蚀病	密闭；通风；局部机械排风；报警器；防毒口罩	上岗：牙酸蚀病；支气管哮喘；慢性阻塞性肺病 在岗：慢性阻塞性肺病
氟钽酸钾制取	氟及其化合物	氟及其无机化合物中毒	密闭；通风；局部机械排风；防毒口罩	地方性氟病；骨关节疾病
	氟化氢	牙酸蚀病	密闭；通风；局部机械排风；报警器；防毒口罩	上岗：牙酸蚀病；支气管哮喘；慢性阻塞性肺病 在岗：慢性阻塞性肺病

续 表

工序	职业病危害因素	可能引起的法定职业病	职业病防护措施	职业禁忌证
氟钽酸钾制取	硫酸	化学性灼伤	密闭；局部机械排风；喷淋洗眼装置；报警器；防腐蚀护目镜、口罩、工作服、手套、鞋	上岗：牙酸蚀病；支气管哮喘；慢性阻塞性肺病 在岗：慢性阻塞性肺病
		牙酸蚀病		
钼酸铵制取	二氧化硫	二氧化硫中毒	密闭；通风；局部机械排风；报警器；防毒口罩	上岗：慢性阻塞性肺病；支气管哮喘；慢性间质性肺病 在岗：支气管哮喘；慢性间质性肺病
	硫化氢	硫化氢中毒		中枢神经系统器质性疾病
	硝酸	化学性灼伤	密闭；局部机械排风；喷淋洗眼装置；报警器；防腐蚀护目镜、口罩、工作服、手套、鞋	上岗：牙酸蚀病；支气管哮喘；慢性阻塞性肺病 在岗：慢性阻塞性肺病
		牙酸蚀病		
氰化亚铜制取	二氧化硫	二氧化硫中毒	密闭；通风；局部机械排风；报警器；防毒口罩	上岗：慢性阻塞性肺病；支气管哮喘；慢性间质性肺病 在岗：支气管哮喘；慢性间质性肺病
	氰化物	氰及腈类化合物中毒	密闭；通风；局部机械排风；洗淋装置；报警器；防毒口罩	中枢神经系统器质性疾病
氰化钠制取	氨	氨中毒	密闭；通风；局部机械排风；报警器；防毒口罩	上岗：慢性阻塞性肺病；支气管哮喘；慢性间质性肺病 在岗：支气管哮喘；慢性间质性肺病
	氰化物	氰及腈类化合物中毒	密闭；通风；局部机械排风；洗淋装置；报警器；防毒口罩	中枢神经系统器质性疾病

续 表

工序	职业病危害因素	可能引起的法定职业病	职业病防护措施	职业禁忌证
氰化钠制取	高温	中暑	通风；降温措施；护目镜或面罩、热防护服	未控高血压；未控甲亢症；未控糖尿病；慢性肾炎；癫痫；全身瘢痕面积≥ 20%
高锰酸钾制取	锰尘（烟）	锰及其化合物中毒	密闭；通风；局部机械排风；防毒口罩	中枢神经系统器质性疾病；确诊并需医学监护的精神障碍性疾病
	高温	中暑	通风；降温措施；护目镜或面罩、热防护服	未控高血压；未控甲亢症；未控糖尿病；慢性肾炎；癫痫；全身瘢痕面积≥ 20%
硅酸钾制取	矽尘	矽肺	通风；喷雾；洒水；局部机械除尘；防尘口罩	活动性肺结核病；慢性阻塞性肺病；慢性间质性肺病；伴肺功能损害的疾病
氯酸钾制取	氯气	氯气中毒	密闭；通风；局部机械排风；报警器；防毒口罩	上岗：慢性阻塞性肺病；支气管哮喘；慢性间质性肺病 在岗：支气管哮喘；慢性间质性肺病
亚硫酸钠制取	二氧化硫	二氧化硫中毒	密闭；通风；局部机械排风；报警器；防毒口罩	上岗：慢性阻塞性肺病；支气管哮喘；慢性间质性肺病 在岗：支气管哮喘；慢性间质性肺病
二硫化碳液化，精馏	二硫化碳	二硫化碳中毒	密闭；通风；局部机械排风；洗淋装置；防毒口罩	中枢神经系统器质性疾病；多发性周围神经疾病；视网膜病变
偏硼酸钠制取	硫化氢	硫化氢中毒	密闭；通风；局部机械排风；报警器；防毒口罩	中枢神经系统器质性疾病

续 表

工序	职业病危害因素	可能引起的法定职业病	职业病防护措施	职业禁忌证
锡酸钠	硝酸	化学性灼伤	密闭；局部机械排风；喷淋洗眼装置；报警器；防腐蚀护目镜、口罩、工作服、手套、鞋	上岗：牙酸蚀病；支气管哮喘；慢性阻塞性肺病 在岗：慢性阻塞性肺病
		牙酸蚀病		
氢氰酸盐制取	氰化氢或氢氰酸	氰及腈类化合物中毒	密闭；通风；局部机械排风；洗淋装置；报警器；防毒口罩	中枢神经系统器质性疾病
铅盐制取	铅尘（烟）	铅及其化合物中毒	密闭；通风；局部机械排风；报警器；防毒口罩	中度贫血；卟啉病；多发性周围神经疾病

附表 3.4　基础化学原料・有机化学原料制造业主要工序职业病危害告知信息

工序	职业病危害因素	可能引起的法定职业病	职业病防护措施	职业禁忌证
脂肪烃合成	甲醇	甲醇中毒	密闭；通风；局部机械排风；洗淋装置；防毒口罩	视网膜及神经疾病；中枢神经系统器质性疾病
	甲醛	甲醛中毒		上岗：慢性阻塞性肺病；支气管哮喘；慢性间质性肺病；伴有气道高原反应的过敏性鼻炎 在岗：慢性间质性肺病；伴有气道高原反应的过敏性鼻炎
芳烃抽提	氨	氨中毒	密闭；通风；局部机械排风；报警器；防毒口罩	上岗：慢性阻塞性肺病；支气管哮喘；慢性间质性肺病 在岗：支气管哮喘；慢性间质性肺病
	硫化氢	硫化氢中毒		中枢神经系统器质性疾病

续 表

工序	职业病危害因素	可能引起的法定职业病	职业病防护措施	职业禁忌证
芳烃抽提	苯	苯中毒	密闭；通风；局部机械排风；洗淋装置；防毒口罩	上岗：血常规异常（白细胞 $< 4\times10^9$/L 或中性细胞 $< 2\times10^9$/L；血小板 $< 8\times10^{10}$/L）；造血系统疾病 在岗：造血系统疾病
		白血病		
	甲苯	甲苯中毒		
	汽油	汽油中毒	密闭；通风；局部机械排风；防毒口罩	严重慢性皮肤疾患；多发性周围神经疾病
异戊二烯合成	氨	氨中毒	密闭；通风；局部机械排风；报警器；防毒口罩	上岗：慢性阻塞性肺病；支气管哮喘；慢性间质性肺病 在岗：支气管哮喘；慢性间质性肺病
	一氧化碳	一氧化碳中毒		中枢神经系统器质性疾病
	甲醛	甲醛中毒	密闭；通风；局部机械排风；洗淋装置；防毒口罩	上岗：慢性阻塞性肺病；支气管哮喘；慢性间质性肺病；伴有气道高原反应的过敏性鼻炎 在岗：慢性间质性肺病；伴有气道高原反应的过敏性鼻炎
	二甲基甲酰胺	二甲基甲酰胺中毒		慢性肝病
	硫酸	化学性灼伤	密闭；局部机械排风；喷淋洗眼装置；报警器；防腐蚀护目镜、口罩、工作服、手套、鞋	上岗：牙酸蚀病；支气管哮喘；慢性阻塞性肺病 在岗：慢性阻塞性肺病
		牙酸蚀病		
烃类原料裂解、裂解气急冷、裂解气净化	一氧化碳	一氧化碳中毒	密闭；通风；局部机械排风；报警器；防毒口罩	中枢神经系统器质性疾病

续 表

工序	职业病危害因素	可能引起的法定职业病	职业病防护措施	职业禁忌证
烃类原料裂解、裂解气急冷、裂解气净化	硫化氢	硫化氢中毒	密闭；通风；局部机械排风；报警器；防毒口罩	中枢神经系统器质性疾病
	羰基镍	羰基镍中毒		慢性阻塞性肺病
	汽油	汽油中毒	密闭；通风；局部机械排风；防毒口罩	严重慢性疾皮肤疾患；多发性周围神经疾病
溴甲烷合成	二氧化硫	二氧化硫中毒	密闭；通风；局部机械排风；报警器；防毒口罩	上岗：慢性阻塞性肺病；支气管哮喘；慢性间质性肺病 在岗：支气管哮喘；慢性间质性肺病
	甲醇	甲醇中毒	密闭；通风；局部机械排风；洗淋装置；防毒口罩	视网膜及神经疾病；中枢神经系统器质性疾病
	溴甲烷	溴甲烷中毒		中枢神经系统器质性疾病
氯丁二烯合成	氯气	氯气中毒	密闭；通风；局部机械排风；报警器；防毒口罩	上岗：慢性阻塞性肺病；支气管哮喘；慢性间质性肺病 在岗：支气管哮喘；慢性间质性肺病
	氯乙烯	氯乙烯中毒	密闭；通风；局部机械排风；防毒口罩	慢性肝病；类风湿关节炎
		肝血管肉瘤		
	氯丁二烯	氯丁二烯中毒	密闭；通风；局部机械排风；洗淋装置；防毒口罩	慢性肝病
	盐酸	化学性灼伤	密闭；局部机械排风；喷淋洗眼装置；报警器；防腐蚀护目镜、口罩、工作服、手套、鞋	上岗：牙酸蚀病；支气管哮喘；慢性阻塞性肺病 在岗：慢性阻塞性肺病
		牙酸蚀病		

续 表

工序	职业病危害因素	可能引起的法定职业病	职业病防护措施	职业禁忌证
卤代烃合成	砷及其化合物	砷及其化合物中毒	密闭；通风；局部机械排风；防毒口罩	慢性肝病；多发性周围神经疾病；严重慢性皮肤疾病
		肺癌、皮肤癌		
	氟及其化合物	氟及其无机化合物中毒		地方性氟病；骨关节疾病
	氯乙烯	氯乙烯中毒		慢性肝病；类风湿关节炎
		肝血管肉瘤		
	三氯乙烯	三氯乙烯中毒		慢性肝病；过敏性皮肤病；中枢神经系统器质性疾病
	氯丙烯	氯丙烯中毒		多发性周围神经疾病
	氯气	氯气中毒	密闭；通风；局部机械排风；报警器；防毒口罩	上岗：慢性阻塞性肺病；支气管哮喘；慢性间质性肺病 在岗：支气管哮喘；慢性间质性肺病
	氟化氢	牙酸蚀病		上岗：牙酸蚀病；支气管哮喘；慢性阻塞性肺病 在岗：慢性阻塞性肺病
	四氯化碳	四氯化碳中毒	密闭；通风；局部机械排风；洗淋装置；防毒口罩	慢性肝病
	甲醇	甲醇中毒		视网膜及神经疾病；中枢神经系统器质性疾病
	盐酸	化学性灼伤	密闭；局部机械排风；喷淋洗眼装置；报警器；防腐蚀护目镜、口罩、工作服、手套、鞋	上岗：牙酸蚀病；支气管哮喘；慢性阻塞性肺病 在岗：慢性阻塞性肺病
		牙酸蚀病		

续 表

工序	职业病危害因素	可能引起的法定职业病	职业病防护措施	职业禁忌证
卤代醇合成	氯气	氯气中毒	密闭；通风；局部机械排风；报警器；防毒口罩	上岗：慢性阻塞性肺病；支气管哮喘；慢性间质性肺病 在岗：支气管哮喘；慢性间质性肺病
	盐酸、硫酸	化学性灼伤	密闭；局部机械排风；喷淋洗眼装置；报警器；防腐蚀护目镜、口罩、工作服、手套、鞋	上岗：牙酸蚀病；支气管哮喘；慢性阻塞性肺病 在岗：慢性阻塞性肺病
		牙酸蚀病		
脂肪胺合成	铅化合物	铅及其化合物中毒	密闭；通风；局部机械排风；防毒口罩	中度贫血；卟啉病；多发性周围神经疾病
	二氯乙烷	二氯乙烷中毒		慢性肝病；中枢神经系统器质性疾病
	氨	氨中毒	密闭；通风；局部机械排风；报警器；防毒口罩	上岗：慢性阻塞性肺病；支气管哮喘；慢性间质性肺病 在岗：支气管哮喘；慢性间质性肺病
	丙烯腈	氰及腈类化合物中毒	密闭；通风；局部机械排风；洗淋装置；防毒口罩	中枢神经系统器质性疾病
	N，N–二甲基苯胺	苯的氨基及硝基化合物（不包括三硝基甲苯）中毒		慢性肝病
	甲醇	甲醇中毒		视网膜及神经疾病；中枢神经系统器质性疾病
醇类合成	苯	苯中毒	密闭；通风；局部机械排风；洗淋装置；防毒口罩	上岗：血常规异常（白细胞 $< 4\times10^9/L$ 或中性细胞 $< 2\times10^9/L$；血小板 $< 8\times10^{10}/L$）；造血系统疾病 在岗：造血系统疾病
		白血病		

续　表

工序	职业病危害因素	可能引起的法定职业病	职业病防护措施	职业禁忌证
醇类合成	酚	酚中毒	密闭；通风；局部机械排风；洗淋装置；防毒口罩	慢性肾脏疾病；严重的皮肤疾病
	甲醛	甲醛中毒		上岗：慢性阻塞性肺病；支气管哮喘；慢性间质性肺病；伴有气道高原反应的过敏性鼻炎 在岗：慢性间质性肺病；伴有气道高原反应的过敏性鼻炎
	高温	中暑	通风；降温措施；护目镜或面罩、热防护服	未控高血压；未控甲亢症；未控糖尿病；慢性肾炎；癫痫；全身瘢痕面积≥20%
甲醇合成	一氧化碳	一氧化碳中毒	密闭；通风；局部机械排风；报警器；防毒口罩	中枢神经系统器质性疾病
	甲醇	甲醇中毒	密闭；通风；局部机械排风；洗淋装置；防毒口罩	视网膜及神经疾病；中枢神经系统器质性疾病
乙醇合成	硫酸	化学性灼伤	密闭；局部机械排风；喷淋洗眼装置；报警器；防腐蚀护目镜、口罩、工作服、手套、鞋	上岗：牙酸蚀病；支气管哮喘；慢性阻塞性肺病 在岗：慢性阻塞性肺病
		牙酸蚀病		
酚类合成	氟及其化合物	氟及其无机化合物中毒	密闭；通风；局部机械排风；防毒口罩	地方性氟病；骨关节疾病
	氯气	氯气中毒	密闭；通风；局部机械排风；报警器；防毒口罩	上岗：慢性阻塞性肺病；支气管哮喘；慢性间质性肺病 在岗：支气管哮喘；慢性间质性肺病
	氟化氢	牙酸蚀病		上岗：牙酸蚀病；支气管哮喘；慢性阻塞性肺病 在岗：慢性阻塞性肺病

续 表

工序	职业病危害因素	可能引起的法定职业病	职业病防护措施	职业禁忌证
酚类合成	二氧化硫	二氧化硫中毒	密闭；通风；局部机械排风；报警器；防毒口罩	上岗：慢性阻塞性肺病；支气管哮喘；慢性间质性肺病 在岗：支气管哮喘；慢性间质性肺病
	苯	苯中毒	密闭；通风；局部机械排风；洗淋装置；防毒口罩	上岗：血常规异常（白细胞 $< 4\times10^9$/L 或中性细胞 $< 2\times10^9$/L；血小板 $< 8\times10^{10}$/L）；造血系统疾病 在岗：造血系统疾病
		白血病		
	甲苯	甲苯中毒		
	二甲苯	二甲苯中毒		
	酚	酚中毒		慢性肾脏疾病；严重的皮肤疾病
醚类合成	氯气	氯气中毒	密闭；通风；局部机械排风；报警器；防毒口罩	上岗：慢性阻塞性肺病；支气管哮喘；慢性间质性肺病 在岗：支气管哮喘；慢性间质性肺病
	氯甲醚	肺癌		慢性阻塞性肺病
	二硫化碳	二硫化碳中毒	密闭；通风；局部机械排风；洗淋装置；防毒口罩	中枢神经系统器质性疾病；多发性周围神经疾病；视网膜病变
	苯	苯中毒		上岗：血常规异常（白细胞 $< 4\times10^9$/L 或中性细胞 $< 2\times10^9$/L；血小板 $< 8\times10^{10}$/L）；造血系统疾病 在岗：造血系统疾病
		白血病		
	多氯苯	痤疮		未规定
	酚	酚中毒		慢性肾脏疾病；严重的皮肤疾病

续 表

工序	职业病危害因素	可能引起的法定职业病	职业病防护措施	职业禁忌证
醚类合成	甲醛	甲醛中毒	密闭；通风；局部机械排风；洗淋装置；防毒口罩	上岗：慢性阻塞性肺病；支气管哮喘；慢性间质性肺病；伴有气道高原反应的过敏性鼻炎 在岗：慢性间质性肺病；伴有气道高原反应的过敏性鼻炎
	硫酸二甲酯	硫酸二甲酯中毒		慢性阻塞性肺病；支气管哮喘
	甲醇	甲醇中毒		视网膜及神经疾病；中枢神经系统器质性疾病
醛类合成	氯乙烯	氯乙烯中毒	密闭；通风；局部机械排风；防毒口罩	慢性肝病；类风湿关节炎
		肝血管肉瘤		
	氯气	氯气中毒	密闭；通风；局部机械排风；报警器；防毒口罩	上岗：慢性阻塞性肺病；支气管哮喘；慢性间质性肺病 在岗：支气管哮喘；慢性间质性肺病
	甲苯	甲苯中毒	密闭；通风；局部机械排风；洗淋装置；防毒口罩	上岗：血常规异常（白细胞 < 4×10^9/L或中性细胞 < 2×10^9/L；血小板 < 8×10^{10}/L）；造血系统疾病 在岗：造血系统疾病
	硝基甲苯	苯的氨基及硝基化合物（不包括三硝基甲苯）中毒		慢性肝病
	对硝基苯胺	苯的氨基及硝基化合物（不包括三硝基甲苯）中毒		慢性肝病

续 表

工序	职业病危害因素	可能引起的法定职业病	职业病防护措施	职业禁忌证
醛类合成	硫酸二甲酯	硫酸二甲酯中毒	密闭；通风；局部机械排风；洗淋装置；防毒口罩	慢性阻塞性肺病；支气管哮喘
	铬酸盐	接触性皮炎		慢性皮肤溃疡；萎缩性鼻炎
	甲醇	甲醇中毒		视网膜及神经疾病；中枢神经系统器质性疾病
酮类合成	氯气	氯气中毒	密闭；通风；局部机械排风；报警器；防毒口罩	上岗：慢性阻塞性肺病；支气管哮喘；慢性间质性肺病 在岗：支气管哮喘；慢性间质性肺病
	酚	酚中毒	密闭；通风；局部机械排风；洗淋装置；防毒口罩	慢性肾脏疾病；严重的皮肤疾病
有机酸合成	铅化合物	铅及其化合物中毒	密闭；通风；局部机械排风；防毒口罩	中度贫血；卟啉病；多发性周围神经疾病
	二氧化硫	二氧化硫中毒	密闭；通风；局部机械排风；洗淋装置；防毒口罩	上岗：慢性阻塞性肺病；支气管哮喘；慢性间质性肺病 在岗：支气管哮喘；慢性间质性肺病
	硫化氢	硫化氢中毒		中枢神经系统器质性疾病
	硫酸	化学性灼伤	密闭；局部机械排风；喷淋洗眼装置；报警器；防腐蚀护目镜、口罩、工作服、手套、鞋	上岗：牙酸蚀病；支气管哮喘；慢性阻塞性肺病 在岗：慢性阻塞性肺病
		牙酸蚀病		
	甲醇	甲醇中毒	密闭；通风；局部机械排风；洗淋装置；防毒口罩	视网膜及神经疾病；中枢神经系统器质性疾病

续 表

工序	职业病危害因素	可能引起的法定职业病	职业病防护措施	职业禁忌证
酰卤（胺）合成	二氧化硫	二氧化硫中毒	密闭；通风；局部机械排风；报警器；防毒口罩	上岗：慢性阻塞性肺病；支气管哮喘；慢性间质性肺病 在岗：支气管哮喘；慢性间质性肺病
	氰化氢或氢氰酸	氰及腈类化合物中毒	密闭；通风；局部机械排风；洗淋装置；报警器；防毒口罩	中枢神经系统器质性疾病
	丙烯腈			
	丙烯酰胺	丙烯酰胺中毒	密闭；通风；局部机械排风；洗淋装置；防毒口罩	多发性周围神经疾病
	甲苯	甲苯中毒		上岗：血常规异常（白细胞 < 4×10^9/L 或中性细胞 < 2×10^9/L；血小板 < 8×10^{10}/L）；造血系统疾病 在岗：造血系统疾病
	甲醛	甲醛中毒		上岗：慢性阻塞性肺病；支气管哮喘；慢性间质性肺病；伴有气道高原反应的过敏性鼻炎 在岗：慢性间质性肺病；伴有气道高原反应的过敏性鼻炎
	盐酸、硫酸	化学性灼伤	密闭；局部机械排风；喷淋洗眼装置；报警器；防腐蚀护目镜、口罩、工作服、手套、鞋	上岗：牙酸蚀病；支气管哮喘；慢性阻塞性肺病 在岗：慢性阻塞性肺病
		牙酸蚀病		
酯类合成	磷及其化合物	磷及其化合物中毒	密闭；通风；局部机械排风；防毒口罩	牙本质病变（不含龋齿）；下颌骨疾病；慢性肝病
	光气	光气中毒	密闭；通风；局部机械排风；报警器；防毒口罩	慢性阻塞性肺病；支气管哮喘；慢性间质性肺病

续 表

工序	职业病危害因素	可能引起的法定职业病	职业病防护措施	职业禁忌证
酯类合成	氰化物	氰及腈类化合物中毒	密闭；通风；局部机械排风；洗淋装置；报警器；防毒口罩	中枢神经系统器质性疾病
	甲苯	甲苯中毒	密闭；通风；局部机械排风；洗淋装置；防毒口罩	上岗：血常规异常（白细胞 $< 4\times10^9$/L 或中性细胞 $< 2\times10^9$/L；血小板 $< 8\times10^{10}$/L）；造血系统疾病 在岗：造血系统疾病
	酚	酚中毒		慢性肾脏疾病；严重的皮肤疾病
	甲醛	甲醛中毒		上岗：慢性阻塞性肺病；支气管哮喘；慢性间质性肺病；伴有气道高原反应的过敏性鼻炎 在岗：慢性间质性肺病；伴有气道高原反应的过敏性鼻炎
	甲醇	甲醇中毒	密闭；通风；局部机械排风；洗淋装置；防毒口罩	视网膜及神经疾病；中枢神经系统器质性疾病
	盐酸、硫酸	化学性灼伤	密闭；局部机械排风；喷淋洗眼装置；报警器；防腐蚀护目镜、口罩、工作服、手套、鞋	上岗：牙酸蚀病；支气管哮喘；慢性阻塞性肺病 在岗：慢性阻塞性肺病
		牙酸蚀病		
	高温	中暑	通风；降温措施；护目镜或面罩、热防护服	未控高血压；未控甲亢症；未控糖尿病；慢性肾炎；癫痫；全身瘢痕面积 $\geq 20\%$
	噪声	噪声聋	防噪声设施；耳塞（耳罩）	GBZ 188：7.1.1.1（上岗），7.1.2.1（在岗）所列

续 表

工序	职业病危害因素	可能引起的法定职业病	职业病防护措施	职业禁忌证
丙烯酰胺合成	丙烯腈	氰及腈类化合物中毒	密闭；通风；局部机械排风；洗淋装置；防毒口罩	中枢神经系统器质性疾病
	丙烯酰胺	丙烯酰胺中毒		多发性周围神经疾病
	硫酸	化学性灼伤	密闭；局部机械排风；喷淋洗眼装置；报警器；防腐蚀护目镜、口罩、工作服、手套、鞋	上岗：牙酸蚀病；支气管哮喘；慢性阻塞性肺病 在岗：慢性阻塞性肺病
		牙酸蚀病		
氮杂环类合成	酚	酚中毒	密闭；通风；局部机械排风；洗淋装置；防毒口罩	慢性肾脏疾病；严重的皮肤疾病
	硫酸	化学性灼伤	密闭；局部机械排风；喷淋洗眼装置；报警器；防腐蚀护目镜、口罩、工作服、手套、鞋	上岗：牙酸蚀病；支气管哮喘；慢性阻塞性肺病 在岗：慢性阻塞性肺病
		牙酸蚀病		
环氧氯丙烷合成	氯气	氯气中毒	密闭；通风；局部机械排风；报警器；防毒口罩	上岗：慢性阻塞性肺病；支气管哮喘；慢性间质性肺病 在岗：支气管哮喘；慢性间质性肺病
	氯丙烯	氯丙烯中毒	密闭；通风；局部机械排风；防毒口罩	多发性周围神经疾病
对硝基苯胺合成	氨	氨中毒	密闭；通风；局部机械排风；报警器；防毒口罩	上岗：慢性阻塞性肺病；支气管哮喘；慢性间质性肺病 在岗：支气管哮喘；慢性间质性肺病

续 表

工序	职业病危害因素	可能引起的法定职业病	职业病防护措施	职业禁忌证
对硝基苯胺合成	对硝基苯胺	苯的氨基及硝基化合物（不包括三硝基甲苯）中毒	密闭；通风；局部机械排风；洗淋装置；防毒口罩	慢性肝病
甲基异氰酸酯合成	光气	光气中毒	密闭；通风；局部机械排风；报警器；防毒口罩	慢性阻塞性肺病；支气管哮喘；慢性间质性肺病
	盐酸	化学性灼伤	密闭；局部机械排风；喷淋洗眼装置；报警器；防腐蚀护目镜、口罩、工作服、手套、鞋	上岗：牙酸蚀病；支气管哮喘；慢性阻塞性肺病 在岗：慢性阻塞性肺病
		牙酸蚀病		
水合肼合成	氯气	氯气中毒	密闭；通风；局部机械排风；报警器；防毒口罩	上岗：慢性阻塞性肺病；支气管哮喘；慢性间质性肺病 在岗：支气管哮喘；慢性间质性肺病
	氨	氨中毒		
酸酐合成	磷及其化合物	磷及其化合物中毒	密闭；通风；局部机械排风；防毒口罩	牙本质病变（不含龋齿）；下颌骨疾病；慢性肝病
	氨	氨中毒	密闭；通风；局部机械排风；报警器；防毒口罩	上岗：慢性阻塞性肺病；支气管哮喘；慢性间质性肺病 在岗：支气管哮喘；慢性间质性肺病
	氮氧化合物	氮氧化物中毒		
	苯	苯中毒	密闭；通风；局部机械排风；洗淋装置；防毒口罩	上岗：血常规异常（白细胞 < 4×10^9/L或中性细胞 < 2×10^9/L；血小板 < 8×10^{10}/L）；造血系统疾病 在岗：造血系统疾病
		白血病		
	二甲苯	二甲苯中毒		
	高温	中暑	通风；降温措施；护目镜或面罩、热防护服	未控高血压；未控甲亢症；未控糖尿病；慢性肾炎；癫痫；全身瘢痕面积≥20%

续 表

工序	职业病危害因素	可能引起的法定职业病	职业病防护措施	职业禁忌证
苯（甲苯）分离	苯	苯中毒	密闭；通风；局部机械排风；洗淋装置；防毒口罩	上岗：血常规异常（白细胞 < 4×10^9/L 或中性细胞 < 2×10^9/L；血小板 < 8×10^{10}/L）；造血系统疾病 在岗：造血系统疾病
		白血病		
	甲苯	甲苯中毒		
苯氯化	氯气	氯气中毒	密闭；通风；局部机械排风；报警器；防毒口罩	上岗：慢性阻塞性肺病；支气管哮喘；慢性间质性肺病 在岗：支气管哮喘；慢性间质性肺病
	苯	苯中毒	密闭；通风；局部机械排风；洗淋装置；防毒口罩	上岗：血常规异常（白细胞 < 4×10^9/L 或中性细胞 < 2×10^9/L；血小板 < 8×10^{10}/L）；造血系统疾病 在岗：造血系统疾病
		白血病		
	多氯苯	痤疮		未规定
	盐酸	化学性灼伤	密闭；局部机械排风；喷淋洗眼装置；报警器；防腐蚀护目镜、口罩、工作服、手套、鞋	上岗：牙酸蚀病；支气管哮喘；慢性阻塞性肺病 在岗：慢性阻塞性肺病
		牙酸蚀病		
苯硝基化	苯	苯中毒	密闭；通风；局部机械排风；洗淋装置；防毒口罩	上岗：血常规异常（白细胞 < 4×10^9/L 或中性细胞 < 2×10^9/L；血小板 < 8×10^{10}/L）；造血系统疾病 在岗：造血系统疾病
		白血病		
	甲苯	甲苯中毒		
	硝基苯	苯的氨基及硝基化合物（不包括三硝基甲苯）中毒		慢性肝病

续 表

工序	职业病危害因素	可能引起的法定职业病	职业病防护措施	职业禁忌证
苯硝基化	硫酸、硝酸	化学性灼伤	密闭；局部机械排风；喷淋洗眼装置；报警器；防腐蚀护目镜、口罩、工作服、手套、鞋	上岗：牙酸蚀病；支气管哮喘；慢性阻塞性肺病 在岗：慢性阻塞性肺病
		牙酸蚀病		
苯胺精制	苯	苯中毒	密闭；通风；局部机械排风；洗淋装置；防毒口罩	上岗：血常规异常（白细胞 $<4\times10^9$/L 或中性细胞 $<2\times10^9$/L；血小板 $<8\times10^{10}$/L）；造血系统疾病 在岗：造血系统疾病
		白血病		
	硝基苯	苯的氨基及硝基化合物（不包括三硝基甲苯）中毒		慢性肝病
	苯胺			
苯酐氧化	二氧化硫	二氧化硫中毒	密闭；通风；局部机械排风；报警器；防毒口罩	上岗：慢性阻塞性肺病；支气管哮喘；慢性间质性肺病 在岗：支气管哮喘；慢性间质性肺病
	二甲苯	二甲苯中毒	密闭；通风；局部机械排风；防毒口罩	上岗：血常规异常（白细胞 $<4\times10^9$/L 或中性细胞 $<2\times10^9$/L；血小板 $<8\times10^{10}$/L）；造血系统疾病 在岗：造血系统疾病
	电离辐射	职业性放射性疾病	警示、隔离；防放射性护目镜、服装、手套	GBZ 98：4.1~4.12 规定
		白内障		
苯磺酸钠碱溶	二氧化硫	二氧化硫中毒	密闭；通风；局部机械排风；报警器；防毒口罩	上岗：慢性阻塞性肺病；支气管哮喘；慢性间质性肺病 在岗：支气管哮喘；慢性间质性肺病

续 表

工序	职业病危害因素	可能引起的法定职业病	职业病防护措施	职业禁忌证
苯磺酸钠碱溶	酚	酚中毒	密闭；通风；局部机械排风；洗淋装置；防毒口罩	慢性肾脏疾病；严重的皮肤疾病
丙烷氨氧化	氨	氨中毒	密闭；通风；局部机械排风；报警器；防毒口罩	上岗：慢性阻塞性肺病；支气管哮喘；慢性间质性肺病 在岗：支气管哮喘；慢性间质性肺病
	氰化氢或氢氰酸	氰及腈类化合物中毒	密闭；通风；局部机械排风；洗淋装置；报警器；防毒口罩	中枢神经系统器质性疾病
丙烯氯化	氯气	氯气中毒	密闭；通风；局部机械排风；报警器；防毒口罩	上岗：慢性阻塞性肺病；支气管哮喘；慢性间质性肺病 在岗：支气管哮喘；慢性间质性肺病
	盐酸	化学性灼伤 牙酸蚀病	密闭；局部机械排风；喷淋洗眼装置；报警器；防腐蚀护目镜、口罩、工作服、手套、鞋	上岗：牙酸蚀病；支气管哮喘；慢性阻塞性肺病 在岗：慢性阻塞性肺病
	氯气	氯气中毒	密闭；通风；局部机械排风；报警器；防毒口罩	上岗：慢性阻塞性肺病；支气管哮喘；慢性间质性肺病 在岗：支气管哮喘；慢性间质性肺病
	四氯化碳	四氯化碳中毒	密闭；通风；局部机械排风；洗淋装置；防毒口罩	慢性肝病
	氯丙烯	氯丙烯中毒	密闭；通风；局部机械排风；防毒口罩	多发性周围神经疾病

续 表

工序	职业病危害因素	可能引起的法定职业病	职业病防护措施	职业禁忌证
丙烯氯化	盐酸	化学性灼伤	密闭；局部机械排风；喷淋洗眼装置；报警器；防腐蚀护目镜、口罩、工作服、手套、鞋	上岗：牙酸蚀病；支气管哮喘；慢性阻塞性肺病 在岗：慢性阻塞性肺病
		牙酸蚀病		
蛋氨酸合成	氨	氨中毒	密闭；通风；局部机械排风；报警器；防毒口罩	上岗：慢性阻塞性肺病；支气管哮喘；慢性间质性肺病 在岗：支气管哮喘；慢性间质性肺病
	氰化物	氰及腈类化合物中毒	密闭；通风；局部机械排风；洗淋装置；报警器；防毒口罩	中枢神经系统器质性疾病
醇酮氧化	钒及其化合物	钒及其化合物中毒	密闭；通风；局部机械排风；防毒口罩	慢性阻塞性肺病
	硝酸	化学性灼伤	密闭；局部机械排风；喷淋洗眼装置；报警器；防腐蚀护目镜、口罩、工作服、手套、鞋	上岗：牙酸蚀病；支气管哮喘；慢性阻塞性肺病 在岗：慢性阻塞性肺病
		牙酸蚀病		
甲苯歧化	苯	苯中毒	密闭；通风；局部机械排风；洗淋装置；防毒口罩	上岗：血常规异常（白细胞 $< 4\times10^9$/L 或中性细胞 $< 2\times10^9$/L；血小板 $< 8\times10^{10}$/L）；造血系统疾病 在岗：造血系统疾病
		白血病		
	甲苯	甲苯中毒		
	二甲苯	二甲苯中毒		
丁二烯萃取、精馏	甲苯	甲苯中毒	密闭；通风；局部机械排风；洗淋装置；防毒口罩	上岗：血常规异常（白细胞 $< 4\times10^9$/L 或中性细胞 $< 2\times10^9$/L；血小板 $< 8\times10^{10}$/L）；造血系统疾病 在岗：造血系统疾病

续 表

工序	职业病危害因素	可能引起的法定职业病	职业病防护措施	职业禁忌证
丁二烯萃取、精馏	二甲基甲酰胺	二甲基甲酰胺中毒	密闭；通风；局部机械排风；洗淋装置；防毒口罩	慢性肝病
对二甲苯精制、加氢脱烷、吸附	甲苯	甲苯中毒	密闭；通风；局部机械排风；洗淋装置；防毒口罩	上岗：血常规异常（白细胞 $< 4\times10^9$/L 或中性细胞 $< 2\times10^9$/L；血小板 $< 8\times10^{10}$/L）；造血系统疾病 在岗：造血系统疾病
	二甲苯	二甲苯中毒		
酚酮分解	酚	酚中毒	密闭；通风；局部机械排风；洗淋装置；防毒口罩	慢性肾脏疾病；严重的皮肤疾病
	硫酸	化学性灼伤	密闭；局部机械排风；喷淋洗眼装置；报警器；防腐蚀护目镜、口罩、工作服、手套、鞋	上岗：牙酸蚀病；支气管哮喘；慢性阻塞性肺病 在岗：慢性阻塞性肺病
		牙酸蚀病		
光气纯化	光气	光气中毒	密闭；通风；局部机械排风；报警器；防毒口罩	慢性阻塞性肺病；支气管哮喘；慢性间质性肺病
	氨	氨中毒		上岗：慢性阻塞性肺病；支气管哮喘；慢性间质性肺病 在岗：支气管哮喘；慢性间质性肺病
甲苯硝化	硝基甲苯	苯的氨基及硝基化合物（不包括三硝基甲苯）中毒	密闭；通风；局部机械排风；洗淋装置；防毒口罩	慢性肝病
	硫酸、硝酸	化学性灼伤	密闭；局部机械排风；喷淋洗眼装置；报警器；防腐蚀护目镜、口罩、工作服、手套、鞋	上岗：牙酸蚀病；支气管哮喘；慢性阻塞性肺病 在岗：慢性阻塞性肺病
		牙酸蚀病		

续 表

工序	职业病危害因素	可能引起的法定职业病	职业病防护措施	职业禁忌证
甲醇加氢氯化	氯气	氯气中毒	密闭；通风；局部机械排风；报警器；防毒口罩	上岗：慢性阻塞性肺病；支气管哮喘；慢性间质性肺病 在岗：支气管哮喘；慢性间质性肺病
	盐酸	化学性灼伤	密闭；局部机械排风；喷淋洗眼装置；报警器；防腐蚀护目镜、口罩、工作服、手套、鞋	上岗：牙酸蚀病；支气管哮喘；慢性阻塞性肺病 在岗：慢性阻塞性肺病
		牙酸蚀病		
	甲醇	甲醇中毒	密闭；通风；局部机械排风；洗淋装置；防毒口罩	视网膜及神经疾病；中枢神经系统器质性疾病
甲醇气相氨化	氨	氨中毒	密闭；通风；局部机械排风；报警器；防毒口罩	上岗：慢性阻塞性肺病；支气管哮喘；慢性间质性肺病 在岗：支气管哮喘；慢性间质性肺病
	甲醇	甲醇中毒	密闭；通风；局部机械排风；洗淋装置；防毒口罩	视网膜及神经疾病；中枢神经系统器质性疾病
甲醇羰基化	一氧化碳	一氧化碳中毒	密闭；通风；局部机械排风；报警器；防毒口罩	中枢神经系统器质性疾病
	甲醇	甲醇中毒	密闭；通风；局部机械排风；洗淋装置；防毒口罩	视网膜及神经疾病；中枢神经系统器质性疾病
甲醇氧化	甲醇	甲醇中毒	密闭；通风；局部机械排风；洗淋装置；防毒口罩	视网膜及神经疾病；中枢神经系统器质性疾病

续 表

工序	职业病危害因素	可能引起的法定职业病	职业病防护措施	职业禁忌证
甲醇氧化	甲醛	甲醛中毒	密闭；通风；局部机械排风；洗淋装置；防毒口罩	上岗：慢性阻塞性肺病；支气管哮喘；慢性间质性肺病；伴有气道高原反应的过敏性鼻炎 在岗：慢性间质性肺病；伴有气道高原反应的过敏性鼻炎
甲烷氨氧化	氨	氨中毒	密闭；通风；局部机械排风；报警器；防毒口罩	上岗：慢性阻塞性肺病；支气管哮喘；慢性间质性肺病 在岗：支气管哮喘；慢性间质性肺病
	氰化氢或氢氰酸	氰及腈类化合物中毒	密闭；通风；局部机械排风；洗淋装置；报警器；防毒口罩	中枢神经系统器质性疾病
甲烷氟氯化	氟及其化合物	氟及其无机化合物中毒	密闭；通风；局部机械排风；防毒口罩	地方性氟病；骨关节疾病
	氟化氢	牙酸蚀病	密闭；通风；局部机械排风；报警器；防毒口罩	上岗：牙酸蚀病；支气管哮喘；慢性阻塞性肺病 在岗：慢性阻塞性肺病
	氯气	氯气中毒		上岗：慢性阻塞性肺病；支气管哮喘；慢性间质性肺病 在岗：支气管哮喘；慢性间质性肺病
	盐酸	化学性灼伤	密闭；局部机械排风；喷淋洗眼装置；报警器；防腐蚀护目镜、口罩、工作服、手套、鞋	上岗：牙酸蚀病；支气管哮喘；慢性阻塞性肺病 在岗：慢性阻塞性肺病
		牙酸蚀病		

续 表

工序	职业病危害因素	可能引起的法定职业病	职业病防护措施	职业禁忌证
甲烷氯化	氯气	氯气中毒	密闭；通风；局部机械排风；报警器；防毒口罩	上岗：慢性阻塞性肺病；支气管哮喘；慢性间质性肺病 在岗：支气管哮喘；慢性间质性肺病
	四氯化碳	四氯化碳中毒	密闭；通风；局部机械排风；洗淋装置；防毒口罩	慢性肝病
	三氯甲烷	接触性皮炎	密闭；通风；局部机械排风；防毒口罩	未规定
	盐酸	化学性灼伤	密闭；局部机械排风；喷淋洗眼装置；报警器；防腐蚀护目镜、口罩、工作服、手套、鞋	上岗：牙酸蚀病；支气管哮喘；慢性阻塞性肺病 在岗：慢性阻塞性肺病
		牙酸蚀病		
氯苯硝化	多氯苯	痤疮	密闭；通风；局部机械排风；洗淋装置；防毒口罩	未规定
	硫酸、硝酸	化学性灼伤	密闭；局部机械排风；喷淋洗眼装置；报警器；防腐蚀护目镜、口罩、工作服、手套、鞋	上岗：牙酸蚀病；支气管哮喘；慢性阻塞性肺病 在岗：慢性阻塞性肺病
		牙酸蚀病		
煤油加氢	硫化氢	硫化氢中毒	密闭；通风；局部机械排风；报警器；防毒口罩	中枢神经系统器质性疾病
	苯	苯中毒	密闭；通风；局部机械排风；洗淋装置；防毒口罩	上岗：血常规异常（白细胞 $< 4\times10^9/L$ 或中性细胞 $< 2\times10^9/L$；血小板 $< 8\times10^{10}/L$）；造血系统疾病 在岗：造血系统疾病
		白血病		
	汽油	汽油中毒	密闭；通风；局部机械排风；防毒口罩	严重慢性皮肤疾患；多发性周围神经疾病

续 表

工序	职业病危害因素	可能引起的法定职业病	职业病防护措施	职业禁忌证
烷基苯脱蜡脱氢	硫化氢	硫化氢中毒	密闭；通风；局部机械排风；报警器；防毒口罩	中枢神经系统器质性疾病
	苯	苯中毒	密闭；通风；局部机械排风；洗淋装置；防毒口罩	上岗：血常规异常（白细胞 $< 4\times10^9/L$ 或中性细胞 $< 2\times10^9/L$；血小板 $< 8\times10^{10}/L$）；造血系统疾病 在岗：造血系统疾病
		白血病		
烷基苯烷基化	氟及其化合物	氟及其无机化合物中毒	密闭；通风；局部机械排风；防毒口罩	地方性氟病；骨关节疾病
	氟化氢	牙酸蚀病	密闭；通风；局部机械排风；报警器；防毒口罩	上岗：牙酸蚀病；支气管哮喘；慢性阻塞性肺病 在岗：慢性阻塞性肺病
	苯	苯中毒	密闭；通风；局部机械排风；洗淋装置；防毒口罩	上岗：血常规异常（白细胞 $< 4\times10^9/L$ 或中性细胞 $< 2\times10^9/L$；血小板 $< 8\times10^{10}/L$）；造血系统疾病 在岗：造血系统疾病
		白血病		
硝基苯精制	苯	苯中毒	密闭；通风；局部机械排风；洗淋装置；防毒口罩	上岗：血常规异常（白细胞 $< 4\times10^9/L$ 或中性细胞 $< 2\times10^9/L$；血小板 $< 8\times10^{10}/L$）；造血系统疾病 在岗：造血系统疾病
		白血病		
	硝基苯	苯的氨基及硝基化合物（不包括三硝基甲苯）中毒		慢性肝病
	硫酸、硝酸	化学性灼伤	密闭；局部机械排风；喷淋洗眼装置；报警器；防腐蚀护目镜、口罩、工作服、手套、鞋	上岗：牙酸蚀病；支气管哮喘；慢性阻塞性肺病 在岗：慢性阻塞性肺病
		牙酸蚀病		

续 表

工序	职业病危害因素	可能引起的法定职业病	职业病防护措施	职业禁忌证
硝基苯氢化	苯	苯中毒	密闭；通风；局部机械排风；洗淋装置；防毒口罩	上岗：血常规异常（白细胞 < 4×10^9/L或中性细胞 < 2×10^9/L；血小板 < 8×10^{10}/L）；造血系统疾病 在岗：造血系统疾病
		白血病		
	硝基苯	苯的氨基及硝基化合物（不包括三硝基甲苯）中毒		慢性肝病
	苯胺			
硝基氯苯硝化	硫酸、硝酸	化学性灼伤	密闭；局部机械排风；喷淋洗眼装置；报警器；防腐蚀护目镜、口罩、工作服、手套、鞋	上岗：牙酸蚀病；支气管哮喘；慢性阻塞性肺病 在岗：慢性阻塞性肺病
		牙酸蚀病		
一氯甲烷氯化	氯气	氯气中毒	密闭；通风；局部机械排风；报警器；防毒口罩	上岗：慢性阻塞性肺病；支气管哮喘；慢性间质性肺病 在岗：支气管哮喘；慢性间质性肺病
	四氯化碳	四氯化碳中毒	密闭；通风；局部机械排风；洗淋装置；防毒口罩	慢性肝病
	甲醇	甲醇中毒		视网膜及神经疾病；中枢神经系统器质性疾病
	三氯甲烷	接触性皮炎	密闭；通风；局部机械排风；防毒口罩	未规定
一氧化碳氯化	氯气	氯气中毒	密闭；通风；局部机械排风；报警器；防毒口罩	上岗：慢性阻塞性肺病；支气管哮喘；慢性间质性肺病 在岗：支气管哮喘；慢性间质性肺病

续 表

工序	职业病危害因素	可能引起的法定职业病	职业病防护措施	职业禁忌证
一氧化碳氯化	光气	光气中毒	密闭；通风；局部机械排风；报警器；防毒口罩	慢性阻塞性肺病；支气管哮喘；慢性间质性肺病
	一氧化碳	一氧化碳中毒		中枢神经系统器质性疾病
异丙苯氧化	酚	酚中毒	密闭；通风；局部机械排风；洗淋装置；防毒口罩	慢性肾脏疾病；严重的皮肤疾病
	硫酸	化学性灼伤	密闭；局部机械排风；喷淋洗眼装置；报警器；防腐蚀护目镜、口罩、工作服、手套、鞋	上岗：牙酸蚀病；支气管哮喘；慢性阻塞性肺病 在岗：慢性阻塞性肺病
		牙酸蚀病		
卤代环烃合成	氯气	氯气中毒	密闭；通风；局部机械排风；报警器；防毒口罩	上岗：慢性阻塞性肺病；支气管哮喘；慢性间质性肺病 在岗：支气管哮喘；慢性间质性肺病
己二腈合成，甲酸甲酯氨化，尿素分解，双氰胺聚合	氨	氨中毒	密闭；通风；局部机械排风；报警器；防毒口罩	上岗：慢性阻塞性肺病；支气管哮喘；慢性间质性肺病 在岗：支气管哮喘；慢性间质性肺病
苯磺酸中和，脱氢氰酸	二氧化硫	二氧化硫中毒	密闭；通风；局部机械排风；报警器；防毒口罩	上岗：慢性阻塞性肺病；支气管哮喘；慢性间质性肺病 在岗：支气管哮喘；慢性间质性肺病
丙醛合成，二甲基甲酰胺合成，羰基合成	一氧化碳	一氧化碳中毒	密闭；通风；局部机械排风；报警器；防毒口罩	中枢神经系统器质性疾病

续 表

工序	职业病危害因素	可能引起的法定职业病	职业病防护措施	职业禁忌证
甲醛精制，新戊二醇合成，季戊二醇合成，二甲醚氧化	甲醛	甲醛中毒	密闭；通风；局部机械排风；洗淋装置；防毒口罩	上岗：慢性阻塞性肺病；支气管哮喘；慢性间质性肺病；伴有气道高原反应的过敏性鼻炎 在岗：慢性间质性肺病；伴有气道高原反应的过敏性鼻炎
环己烷合成、加氢脱烷，苯烃化，苯磺化	苯	苯中毒	密闭；通风；局部机械排风；洗淋装置；防毒口罩	上岗：血常规异常（白细胞 < 4×10^9/L 或中性细胞 < 2×10^9/L；血小板 < 8×10^{10}/L）；造血系统疾病 在岗：造血系统疾病
		白血病		
甲苯氧化	甲苯	甲苯中毒		
苯酐精制	二甲苯	二甲苯中毒		
水杨酸合成，苯甲酸氧化，酚酮精制	酚	酚中毒	密闭；通风；局部机械排风；洗淋装置；防毒口罩	慢性肾脏疾病；严重的皮肤疾病
乙烯氧化，氯乙醇环化	二氯乙烷	二氯乙烷中毒	密闭；通风；局部机械排风；防毒口罩	慢性肝病；中枢神经系统器质性疾病
硫酸二甲酯合成	硫酸二甲酯	硫酸二甲酯中毒	密闭；通风；局部机械排风；洗淋装置；防毒口罩	慢性阻塞性肺病；支气管哮喘
硫酸气化，丙烯腈合成乳酸，丙酮氰醇精制戊四醇提纯	硫酸	化学性灼伤	密闭；局部机械排风；喷淋洗眼装置；报警器；防腐蚀护目镜、口罩、工作服、手套、鞋	上岗：牙酸蚀病；支气管哮喘；慢性阻塞性肺病 在岗：慢性阻塞性肺病
		牙酸蚀病		

续 表

工序	职业病危害因素	可能引起的法定职业病	职业病防护措施	职业禁忌证
乙醛氧化，乙烯直接氧化	盐酸	化学性灼伤	密闭；局部机械排风；喷淋洗眼装置；报警器；防腐蚀护目镜、口罩、工作服、手套、鞋	上岗：牙酸蚀病；支气管哮喘；慢性阻塞性肺病 在岗：慢性阻塞性肺病
乙醛氧化，乙烯直接氧化	盐酸	牙酸蚀病	密闭；局部机械排风；喷淋洗眼装置；报警器；防腐蚀护目镜、口罩、工作服、手套、鞋	上岗：牙酸蚀病；支气管哮喘；慢性阻塞性肺病 在岗：慢性阻塞性肺病
丙酮氰醇加成、脱氢氰酸，乙醛法合成乳酸	氰化氢或氢氰酸	氰及腈类化合物中毒	密闭；通风；局部机械排风；洗淋装置；报警器；防毒口罩	中枢神经系统器质性疾病
烷基萘加氢脱烷	汽油	汽油中毒	密闭；通风；局部机械排风；防毒口罩	严重慢性皮肤疾患；多发性周围神经疾病
甲醇分离，甲醇醚化，丙烯酸甲酯制取，丁烷氯化	甲醇	甲醇中毒	密闭；通风；局部机械排风；洗淋装置；防毒口罩	视网膜及神经疾病；中枢神经系统器质性疾病

附表 3.5　肥料制造·氮肥、磷肥制造业主要工序职业病危害告知信息

工序	职业病危害因素	可能引起的法定职业病	职业病防护措施	职业禁忌证
氮肥制造				
电石氮化	氟及其化合物	氟及其无机化合物中毒	密闭；通风；局部机械排风；防毒口罩	地方性氟病；骨关节疾病
电石氮化	氟化氢	牙酸蚀病	密闭；通风；局部机械排风；报警器；防毒口罩	上岗：牙酸蚀病；支气管哮喘；慢性阻塞性肺病 在岗：慢性阻塞性肺病
电石氮化	高温	中暑	通风；降温措施；护目镜或面罩、热防护服	未控高血压；未控甲亢症；未控糖尿病；慢性肾炎；癫痫；全身瘢痕面积≥ 20%

续 表

工序	职业病危害因素	可能引起的法定职业病	职业病防护措施	职业禁忌证
煤焦气化	一氧化碳	一氧化碳中毒	密闭；通风；局部机械排风；报警器；防毒口罩	中枢神经系统器质性疾病
	硫化氢	硫化氢中毒		中枢神经系统器质性疾病
	高温	中暑	通风；降温措施；护目镜或面罩、热防护服	未控高血压；未控甲亢症；未控糖尿病；慢性肾炎；癫痫；全身瘢痕面积≥20%
	噪声	噪声聋	防噪声设施；耳塞（耳罩）	GBZ 188：7.1.1.1（上岗），7.1.2.1（在岗）所列
油气转化	一氧化碳	一氧化碳中毒	密闭；通风；局部机械排风；报警器；防毒口罩	中枢神经系统器质性疾病
	硫化氢	硫化氢中毒		中枢神经系统器质性疾病
	高温	中暑	通风；降温措施；护目镜或面罩、热防护服	未控高血压；未控甲亢症；未控糖尿病；慢性肾炎；癫痫；全身瘢痕面积≥20%
氨合成	氨	氨中毒	密闭；通风；局部机械排风；报警器；防毒口罩	上岗：慢性阻塞性肺病；支气管哮喘；慢性间质性肺病 在岗：支气管哮喘；慢性间质性肺病
	高温	中暑	通风；降温措施；护目镜或面罩、热防护服	未控高血压；未控甲亢症；未控糖尿病；慢性肾炎；癫痫；全身瘢痕面积≥20%
合成氨净化	一氧化碳	一氧化碳中毒	密闭；通风；局部机械排风；报警器；防毒口罩	中枢神经系统器质性疾病
	硫化氢	硫化氢中毒		

续 表

工序	职业病危害因素	可能引起的法定职业病	职业病防护措施	职业禁忌证
尿素合成、加工	氨	氨中毒	密闭；通风；局部机械排风；报警器；防毒口罩	上岗：慢性阻塞性肺病；支气管哮喘；慢性间质性肺病 在岗：支气管哮喘；慢性间质性肺病
	高温	中暑	通风；降温措施；护目镜或面罩、热防护服	未控高血压；未控甲亢症；未控糖尿病；慢性肾炎；癫痫；全身瘢痕面积≥20%
	噪声	噪声聋	防噪声设施；耳塞（耳罩）	GBZ 188：7.1.1.1（上岗），7.1.2.1（在岗）所列
硝酸铵中和	氨	氨中毒	密闭；通风；局部机械排风；报警器；防毒口罩	上岗：慢性阻塞性肺病；支气管哮喘；慢性间质性肺病 在岗：支气管哮喘；慢性间质性肺病
	氮氧化合物	氮氧化物中毒	密闭；局部机械排风；喷淋洗眼装置；报警器；防腐蚀护目镜、口罩、工作服、手套、鞋	
	硫酸、硝酸	化学性灼伤		上岗：牙酸蚀病；支气管哮喘；慢性阻塞性肺病 在岗：慢性阻塞性肺病
		牙酸蚀病		
氯化铵结晶	氨	氨中毒	密闭；通风；局部机械排风；报警器；防毒口罩	上岗：慢性阻塞性肺病；支气管哮喘；慢性间质性肺病 在岗：支气管哮喘；慢性间质性肺病
	盐酸	化学性灼伤	密闭；局部机械排风；喷淋洗眼装置；报警器；防腐蚀护目镜、口罩、工作服、手套、鞋	上岗：牙酸蚀病；支气管哮喘；慢性阻塞性肺病 在岗：慢性阻塞性肺病
		牙酸蚀病		
过硫酸铵合成	氨	氨中毒	密闭；通风；局部机械排风；报警器；防毒口罩	上岗：慢性阻塞性肺病；支气管哮喘；慢性间质性肺病 在岗：支气管哮喘；慢性间质性肺病

续 表

工序	职业病危害因素	可能引起的法定职业病	职业病防护措施	职业禁忌证
过硫酸铵合成	氰化氢或氢氰酸	氰及腈类化合物中毒	密闭；通风；局部机械排风；洗淋装置；报警器；防毒口罩	中枢神经系统器质性疾病
	硫酸	化学性灼伤	密闭；局部机械排风；喷淋洗眼装置；报警器；防腐蚀护目镜、口罩、工作服、手套、鞋	上岗：牙酸蚀病；支气管哮喘；慢性阻塞性肺病 在岗：慢性阻塞性肺病
		牙酸蚀病		
硫酸铵中和，碳酸氢铵碳化	氨	氨中毒	密闭；通风；局部机械排风；报警器；防毒口罩	上岗：慢性阻塞性肺病；支气管哮喘；慢性间质性肺病 在岗：支气管哮喘；慢性间质性肺病
亚硫酸氢铵合成	二氧化硫	二氧化硫中毒		上岗：慢性阻塞性肺病；支气管哮喘；慢性间质性肺病 在岗：支气管哮喘；慢性间质性肺病
磷肥制造				
磷矿粉制备	磷及其化合物	磷及其化合物中毒	密闭；通风；局部机械排风；防毒口罩	牙本质病变（不含龋齿）；下颌骨疾病；慢性肝病
	氟及其化合物	氟及其无机化合物中毒		地方性氟病；骨关节疾病
	氟化氢	牙酸蚀病	密闭；通风；局部机械排风；报警器；防毒口罩	上岗：牙酸蚀病；支气管哮喘；慢性阻塞性肺病 在岗：慢性阻塞性肺病
	高温	中暑	通风；降温措施；护目镜或面罩、热防护服	未控高血压；未控甲亢症；未控糖尿病；慢性肾炎；癫痫；全身瘢痕面积≥20%
	噪声	噪声聋	防噪声设施；耳塞（耳罩）	GBZ 188：7.1.1.1（上岗），7.1.2.1（在岗）所列

续 表

工序	职业病危害因素	可能引起的法定职业病	职业病防护措施	职业禁忌证
磷矿酸解，过磷酸钙合成	磷及其化合物	磷及其化合物中毒	密闭；通风；局部机械排风；防毒口罩	牙本质病变（不含龋齿）；下颌骨疾病；慢性肝病
	氟及其化合物	氟及其无机化合物中毒		地方性氟病；骨关节疾病
	氟化氢	牙酸蚀病	密闭；通风；局部机械排风；报警器；防毒口罩	上岗：牙酸蚀病；支气管哮喘；慢性阻塞性肺病 在岗：慢性阻塞性肺病
	硫酸	化学性灼伤	密闭；局部机械排风；喷淋洗眼装置；报警器；防腐蚀护目镜、口罩、工作服、手套、鞋	上岗：牙酸蚀病；支气管哮喘；慢性阻塞性肺病 在岗：慢性阻塞性肺病
		牙酸蚀病		
电炉制磷	矽尘	矽肺	通风；喷雾；洒水；局部机械除尘；防尘口罩	活动性肺结核病；慢性阻塞性肺病；慢性间质性肺病；伴肺功能损害的疾病
	磷及其化合物	磷及其化合物中毒	密闭；通风；局部机械排风；防毒口罩	牙本质病变（不含龋齿）；下颌骨疾病；慢性肝病
	一氧化碳	一氧化碳中毒	密闭；通风；局部机械排风；报警器；防毒口罩	中枢神经系统器质性疾病
钙镁磷肥合成	磷及其化合物	磷及其化合物中毒	密闭；通风；局部机械排风；防毒口罩	牙本质病变（不含龋齿）；下颌骨疾病；慢性肝病
	氟及其化合物	氟及其无机化合物中毒		地方性氟病；骨关节疾病
	二氧化硫	二氧化硫中毒	密闭；通风；局部机械排风；报警器；防毒口罩	上岗：慢性阻塞性肺病；支气管哮喘；慢性间质性肺病 在岗：支气管哮喘；慢性间质性肺病

续 表

<table>
<tr><th>工序</th><th>职业病危害因素</th><th>可能引起的法定职业病</th><th>职业病防护措施</th><th>职业禁忌证</th></tr>
<tr><td rowspan="5">钙镁磷肥合成</td><td>一氧化碳</td><td>一氧化碳中毒</td><td rowspan="4">密闭；通风；局部机械排风；报警器；防毒口罩</td><td>中枢神经系统器质性疾病</td></tr>
<tr><td>磷化氢</td><td rowspan="3">磷化氢、磷化锌、磷化铝中毒</td><td rowspan="3">中枢神经系统器质性疾病；支气管哮喘；慢性间质性肺病</td></tr>
<tr><td>磷化锌</td></tr>
<tr><td>磷化铝</td></tr>
<tr><td>氟化氢</td><td>牙酸蚀病</td><td>密闭；通风；局部机械排风；报警器；防毒口罩</td><td>上岗：牙酸蚀病；支气管哮喘；慢性阻塞性肺病
在岗：慢性阻塞性肺病</td></tr>
<tr><td rowspan="2">磷酸铵合成</td><td>磷及其化合物</td><td>磷及其化合物中毒</td><td>密闭；通风；局部机械排风；防毒口罩</td><td>牙本质病变（不含龋齿）；下颌骨疾病；慢性肝病</td></tr>
<tr><td>氨</td><td>氨中毒</td><td>密闭；通风；局部机械排风；报警器；防毒口罩</td><td>上岗：慢性阻塞性肺病；支气管哮喘；慢性间质性肺病
在岗：支气管哮喘；慢性间质性肺病</td></tr>
<tr><td rowspan="5">磷酸二钙合成</td><td>磷及其化合物</td><td>磷及其化合物中毒</td><td rowspan="2">密闭；通风；局部机械排风；防毒口罩</td><td>牙本质病变（不含龋齿）；下颌骨疾病；慢性肝病</td></tr>
<tr><td>氟及其化合物</td><td>氟及其无机化合物中毒</td><td>地方性氟病；骨关节疾病</td></tr>
<tr><td>氟化氢</td><td>牙酸蚀病</td><td>密闭；通风；局部机械排风；报警器；防毒口罩</td><td rowspan="3">上岗：牙酸蚀病；支气管哮喘；慢性阻塞性肺病
在岗：慢性阻塞性肺病</td></tr>
<tr><td rowspan="2">盐酸</td><td>化学性灼伤</td><td rowspan="2">密闭；局部机械排风；喷淋洗眼装置；报警器；防腐蚀护目镜、口罩、工作服、手套、鞋</td></tr>
<tr><td>牙酸蚀病</td></tr>
</table>

续 表

工序	职业病危害因素	可能引起的法定职业病	职业病防护措施	职业禁忌证
硝酸磷肥合成	磷及其化合物	磷及其化合物中毒	密闭；通风；局部机械排风；防毒口罩	牙本质病变（不含龋齿）；下颌骨疾病；慢性肝病
	氨	氨中毒	密闭；通风；局部机械排风；报警器；防毒口罩	上岗：慢性阻塞性肺病；支气管哮喘；慢性间质性肺病 在岗：支气管哮喘；慢性间质性肺病
	硝酸	化学性灼伤	密闭；局部机械排风；喷淋洗眼装置；报警器；防腐蚀护目镜、口罩、工作服、手套、鞋	上岗：牙酸蚀病；支气管哮喘；慢性阻塞性肺病 在岗：慢性阻塞性肺病
		牙酸蚀病		
硫酸钾合成	二氧化硫	二氧化硫中毒	密闭；通风；局部机械排风；报警器；防毒口罩	上岗：慢性阻塞性肺病；支气管哮喘；慢性间质性肺病 在岗：支气管哮喘；慢性间质性肺病
	一氧化碳	一氧化碳中毒		中枢神经系统器质性疾病
硝酸钾合成	盐酸、硝酸	化学性灼伤	密闭；局部机械排风；喷淋洗眼装置；报警器；防腐蚀护目镜、口罩、工作服、手套、鞋	上岗：牙酸蚀病；支气管哮喘；慢性阻塞性肺病 在岗：慢性阻塞性肺病
		牙酸蚀病		
磷肥脱氟	磷及其化合物	磷及其化合物中毒	密闭；通风；局部机械排风；防毒口罩	牙本质病变（不含龋齿）；下颌骨疾病；慢性肝病
	氟及其化合物	氟及其无机化合物中毒		地方性氟病；骨关节疾病
	氟化氢	牙酸蚀病	密闭；通风；局部机械排风；报警器；防毒口罩	上岗：牙酸蚀病；支气管哮喘；慢性阻塞性肺病 在岗：慢性阻塞性肺病

续 表

工序	职业病危害因素	可能引起的法定职业病	职业病防护措施	职业禁忌证
磷肥脱氟	二氧化硫	二氧化硫中毒	密闭；通风；局部机械排风；报警器；防毒口罩	上岗：慢性阻塞性肺病；支气管哮喘；慢性间质性肺病 在岗：支气管哮喘；慢性间质性肺病
磷肥原料制备	磷及其化合物	磷及其化合物中毒	密闭；通风；局部机械排风；防毒口罩	牙本质病变（不含龋齿）；下颌骨疾病；慢性肝病

附表 3.6 化学农药制造业主要工序职业病危害告知信息

工序	职业病危害因素	可能引起的法定职业病	职业病防护措施	职业禁忌证
有机磷杀虫剂合成	磷及其化合物	磷及其化合物中毒	密闭；通风；局部机械排风；防毒口罩	牙本质病变（不含龋齿）；下颌骨疾病；慢性肝病
	氯气	氯气中毒	密闭；通风；局部机械排风；报警器；防毒口罩	上岗：慢性阻塞性肺病；支气管哮喘；慢性间质性肺病 在岗：支气管哮喘；慢性间质性肺病
	氨	氨中毒		
	苯	苯中毒	密闭；通风；局部机械排风；洗淋装置；防毒口罩	上岗：血常规异常（白细胞 < 4×10^9/L 或中性细胞 < 2×10^9/L；血小板 < 8×10^{10}/L）；造血系统疾病 在岗：造血系统疾病
		白血病		
	二甲苯	二甲苯中毒		
	甲醇	甲醇中毒		视网膜及神经疾病；中枢神经系统器质性疾病
	乙醇	乙醇中毒		未规定
	有机磷农药	有机磷中毒		全血胆碱酯酶活性明显低于正常者；严重的皮肤疾病

续 表

工序	职业病危害因素	可能引起的法定职业病	职业病防护措施	职业禁忌证
有机磷杀虫剂合成	硫酸二甲酯	硫酸二甲酯中毒	密闭；通风；局部机械排风；洗淋装置；防毒口罩	慢性阻塞性肺病；支气管哮喘
	二氯乙烷	二氯乙烷中毒	密闭；通风；局部机械排风；报警器；防毒口罩	慢性肝病；中枢神经系统器质性疾病
	硫酸、硝酸	化学性灼伤	密闭；局部机械排风；喷淋洗眼装置；报警器；防腐蚀护目镜、口罩、工作服、手套、鞋	上岗：牙酸蚀病；支气管哮喘；慢性阻塞性肺病 在岗：慢性阻塞性肺病
		牙酸蚀病		
氨基类杀虫剂合成	光气	光气中毒	密闭；通风；局部机械排风；报警器；防毒口罩	慢性阻塞性肺病；支气管哮喘；慢性间质性肺病
	硝基苯	苯的氨基及硝基化合物（不包括三硝基甲苯）中毒	密闭；通风；局部机械排风；洗淋装置；防毒口罩	慢性肝病
	氨基甲酸酯类农药	氨基甲酸酯类中毒		全血胆碱酯酶活性明显低于正常者；严重的皮肤疾病
菊酯类杀虫剂合成	氰化物	氰及腈类化合物中毒	密闭；通风；局部机械排风；洗淋装置；报警器；防毒口罩	中枢神经系统器质性疾病
	二甲苯	二甲苯中毒	密闭；通风；局部机械排风；洗淋装置；防毒口罩	上岗：血常规异常（白细胞 < 4×10^9/L 或中性细胞 < 2×10^9/L；血小板 < 8×10^{10}/L）；造血系统疾病 在岗：造血系统疾病
	多氯苯	痤疮		未规定

续 表

工序	职业病危害因素	可能引起的法定职业病	职业病防护措施	职业禁忌证
菊酯类杀虫剂合成	甲醇	甲醇中毒	密闭；通风；局部机械排风；洗淋装置；防毒口罩	视网膜及神经疾病；中枢神经系统器质性疾病
	拟除虫菊酯类农药	拟除虫菊酯类中毒		严重的皮肤疾病
	盐酸	化学性灼伤	密闭；局部机械排风；喷淋洗眼装置；报警器；防腐蚀护目镜、口罩、工作服、手套、鞋	上岗：牙酸蚀病；支气管哮喘；慢性阻塞性肺病 在岗：慢性阻塞性肺病
		牙酸蚀病		
其他杀虫剂合成	磷及其化合物	磷及其化合物中毒	密闭；通风；局部机械排风；防毒口罩	牙本质病变（不含龋齿）；下颌骨疾病；慢性肝病
	氯丙烯	氯丙烯中毒		多发性周围神经疾病
	氯气	氯气中毒	密闭；通风；局部机械排风；报警器；防毒口罩	上岗：慢性阻塞性肺病；支气管哮喘；慢性间质性肺病 在岗：支气管哮喘；慢性间质性肺病
	盐酸，硫酸	化学性灼伤	密闭；局部机械排风；喷淋洗眼装置；报警器；防腐蚀护目镜、口罩、工作服、手套、鞋	上岗：牙酸蚀病；支气管哮喘；慢性阻塞性肺病 在岗：慢性阻塞性肺病
		牙酸蚀病		
有机硫杀菌剂合成	锰化合物	锰及其化合物中毒	密闭；通风；局部机械排风；防毒口罩	中枢神经系统器质性疾病；确诊并需医学监护的精神障碍性疾病
	三氯甲烷	接触性皮炎		未规定
	氯气	氯气中毒	密闭；通风；局部机械排风；报警器；防毒口罩	上岗：慢性阻塞性肺病；支气管哮喘；慢性间质性肺病 在岗：支气管哮喘；慢性间质性肺病
	氨	氨中毒		

续 表

工序	职业病危害因素	可能引起的法定职业病	职业病防护措施	职业禁忌证
有机硫杀菌剂合成	二硫化碳	二硫化碳中毒	密闭；通风；局部机械排风；洗淋装置；防毒口罩	中枢神经系统器质性疾病；多发性周围神经疾病；视网膜病变
	甲苯	甲苯中毒		上岗：血常规异常（白细胞 < 4×10^9/L 或中性细胞 < 2×10^9/L；血小板 < 8×10^{10}/L）；造血系统疾病 在岗：造血系统疾病
	酚	酚中毒		慢性肾脏疾病；严重的皮肤疾病
有机氯杀菌剂合成	氯气	氯气中毒	密闭；通风；局部机械排风；报警器；防毒口罩	上岗：慢性阻塞性肺病；支气管哮喘；慢性间质性肺病 在岗：支气管哮喘；慢性间质性肺病
	苯	苯中毒	密闭；通风；局部机械排风；洗淋装置；防毒口罩	上岗：血常规异常（白细胞 < 4×10^9/L 或中性细胞 < 2×10^9/L；血小板 < 8×10^{10}/L）；造血系统疾病 在岗：造血系统疾病
		白血病		
	甲苯	甲苯中毒		
	苯胺	苯的氨基及硝基化合物（不包括三硝基甲苯）中毒		慢性肝病
	硝基苯			
	五氯酚	五氯酚（钠）中毒		未控制的甲状腺功能亢进症
	二氯乙烷	二氯乙烷中毒	密闭；通风；局部机械排风；防毒口罩	慢性肝病；中枢神经系统器质性疾病

续 表

工序	职业病危害因素	可能引起的法定职业病	职业病防护措施	职业禁忌证
有机氯杀菌剂合成	盐酸、硫酸	化学性灼伤	密闭；局部机械排风；喷淋洗眼装置；报警器；防腐蚀护目镜、口罩、工作服、手套、鞋	上岗：牙酸蚀病；支气管哮喘；慢性阻塞性肺病 在岗：慢性阻塞性肺病
		牙酸蚀病		
有机砷杀菌剂合成	砷及其化合物	砷及其化合物中毒	密闭；通风；局部机械排风；防毒口罩	慢性肝病；多发性周围神经疾病；严重慢性皮肤疾病
		肺癌、皮肤癌		
其他杀菌剂合成	锰化合物	锰及其化合物中毒	密闭；通风；局部机械排风；防毒口罩	中枢神经系统器质性疾病；确诊并需医学监护的精神障碍性疾病
	砷及其化合物	砷及其化合物中毒		慢性肝病；多发性周围神经疾病；严重慢性皮肤疾病
		肺癌、皮肤癌		
	二氯乙烷	二氯乙烷中毒		慢性肝病；中枢神经系统器质性疾病
	三氯甲烷	接触性皮炎		未规定
	氧化锌	金属烟热		未控制的甲状腺功能亢进症
	氯气	氯气中毒	密闭；通风；局部机械排风；报警器；防毒口罩	上岗：慢性阻塞性肺病；支气管哮喘；慢性间质性肺病 在岗：支气管哮喘；慢性间质性肺病
	氨	氨中毒		
	氮氧化合物	氮氧化物中毒		上岗：慢性阻塞性肺病；慢性间质性肺病；支气管哮喘 在岗：慢性间质性肺病；支气管哮喘

续 表

工序	职业病危害因素	可能引起的法定职业病	职业病防护措施	职业禁忌证
其他杀菌剂合成	二硫化碳	二硫化碳中毒	密闭；通风；局部机械排风；洗淋装置；防毒口罩	中枢神经系统器质性疾病；多发性周围神经疾病；视网膜病变
	苯	苯中毒		上岗：血常规异常（白细胞 < 4×10^9/L或中性细胞 < 2×10^9/L；血小板 < 8×10^{10}/L）；造血系统疾病 在岗：造血系统疾病
		白血病		
	甲苯	甲苯中毒		
	二甲苯	二甲苯中毒		
	硝基苯	苯的氨基及硝基化合物（不包括三硝基甲苯）中毒		慢性肝病
	苯胺			
	甲苯胺			
	N，N–二甲基苯胺			
	五氯酚	五氯酚（钠）中毒		未控制的甲状腺功能亢进症
	甲醛	甲醛中毒		上岗：慢性阻塞性肺病；支气管哮喘；慢性间质性肺病；伴有气道高原反应的过敏性鼻炎 在岗：慢性间质性肺病；伴有气道高原反应的过敏性鼻炎
	硫酸二甲酯	硫酸二甲酯中毒		慢性阻塞性肺病；支气管哮喘
	盐酸、硫酸、硝酸	化学性灼伤	密闭；局部机械排风；喷淋洗眼装置；报警器；防腐蚀护目镜、口罩、工作服、手套、鞋	上岗：牙酸蚀病；支气管哮喘；慢性阻塞性肺病 在岗：慢性阻塞性肺病
		牙酸蚀病		

续 表

工序	职业病危害因素	可能引起的法定职业病	职业病防护措施	职业禁忌证
植物生长调节剂合成	偏二甲基肼	偏二甲基肼中毒	密闭；通风；局部机械排风；洗淋装置；防毒口罩	中枢神经系统器质性疾病
	甲醛	甲醛中毒		上岗：慢性阻塞性肺病；支气管哮喘；慢性间质性肺病；伴有气道高原反应的过敏性鼻炎 在岗：慢性间质性肺病；伴有气道高原反应的过敏性鼻炎
	二氯乙烷	二氯乙烷中毒	密闭；通风；局部机械排风；防毒口罩	慢性肝病；中枢神经系统器质性疾病
草甘磷合成	氨	氨中毒	密闭；通风；局部机械排风；报警器；防毒口罩	上岗：慢性阻塞性肺病；支气管哮喘；慢性间质性肺病 在岗：支气管哮喘；慢性间质性肺病
	甲醛	甲醛中毒	密闭；通风；局部机械排风；洗淋装置；防毒口罩	上岗：慢性阻塞性肺病；支气管哮喘；慢性间质性肺病；伴有气道高原反应的过敏性鼻炎 在岗：慢性间质性肺病；伴有气道高原反应的过敏性鼻炎
其他除草剂合成	氟及其化合物	氟及其无机化合物中毒	密闭；通风；局部机械排风；防毒口罩	地方性氟病；骨关节疾病
	氯气	氯气中毒	密闭；通风；局部机械排风；报警器；防毒口罩	上岗：慢性阻塞性肺病；支气管哮喘；慢性间质性肺病 在岗：支气管哮喘；慢性间质性肺病
	光气	光气中毒		慢性阻塞性肺病；支气管哮喘；慢性间质性肺病

续 表

工序	职业病危害因素	可能引起的法定职业病	职业病防护措施	职业禁忌证
其他除草剂合成	氨	甲醛中毒	密闭；通风；局部机械排风；报警器；防毒口罩	上岗：慢性阻塞性肺病；支气管哮喘；慢性间质性肺病；伴有气道高原反应的过敏性鼻炎 在岗：慢性间质性肺病；伴有气道高原反应的过敏性鼻炎
	氯甲醚	肺癌		慢性阻塞性肺病
	氰化物	氰及腈类化合物中毒	密闭；通风；局部机械排风；洗淋装置；报警器；防毒口罩	中枢神经系统器质性疾病
	苯	苯中毒	密闭；通风；局部机械排风；洗淋装置；防毒口罩	上岗：血常规异常（白细胞 < 4×10^9/L或中性细胞 < 2×10^9/L；血小板 < 8×10^{10}/L）；造血系统疾病 在岗：造血系统疾病
		白血病		
	二甲苯	二甲苯中毒		
	硝基甲苯	苯的氨基及硝基化合物（不包括三硝基甲苯）中毒		慢性肝病
	苯胺			
	甲醛	甲醛中毒		上岗：慢性阻塞性肺病；支气管哮喘；慢性间质性肺病；伴有气道高原反应的过敏性鼻炎 在岗：慢性间质性肺病；伴有气道高原反应的过敏性鼻炎
	硫酸二甲酯	硫酸二甲酯中毒		慢性阻塞性肺病；支气管哮喘
	甲醇	甲醇中毒		视网膜及神经疾病；中枢神经系统器质性疾病

续 表

工序	职业病危害因素	可能引起的法定职业病	职业病防护措施	职业禁忌证
其他除草剂合成	硫酸、硝酸	化学性灼伤	密闭；局部机械排风；喷淋洗眼装置；报警器；防腐蚀护目镜、口罩、工作服、手套、鞋	上岗：牙酸蚀病；支气管哮喘；慢性阻塞性肺病 在岗：慢性阻塞性肺病
		牙酸蚀病		
磷化锌灭鼠药制造	磷化氢	磷化氢、磷化锌、磷化铝中毒	密闭；通风；局部机械排风；报警器；防毒口罩	中枢神经系统器质性疾病；支气管哮喘；慢性间质性肺病
	磷化锌			
	磷化铝			
乐果硫化	磷及其化合物	磷及其化合物中毒	密闭；通风；局部机械排风；防毒口罩	牙本质病变（不含龋齿）；下颌骨疾病；慢性肝病
	硫化氢	硫化氢中毒	密闭；通风；局部机械排风；报警器；防毒口罩	中枢神经系统器质性疾病
	甲醇	甲醇中毒	密闭；通风；局部机械排风；洗淋装置；防毒口罩	视网膜及神经疾病；中枢神经系统器质性疾病
稻瘟净缩合	甲苯	甲苯中毒	密闭；通风；局部机械排风；洗淋装置；防毒口罩	上岗：血常规异常（白细胞 < 4×10^9/L 或中性细胞 < 2×10^9/L；血小板 < 8×10^{10}/L）；造血系统疾病 在岗：造血系统疾病
	有机磷农药	有机磷中毒		全血胆碱酯酶活性明显低于正常者；严重的皮肤疾病
稻瘟净酯化	盐酸	化学性灼伤	密闭；局部机械排风；喷淋洗眼装置；报警器；防腐蚀护目镜、口罩、工作服、手套、鞋	上岗：牙酸蚀病；支气管哮喘；慢性阻塞性肺病 在岗：慢性阻塞性肺病
		牙酸蚀病		

续 表

工序	职业病危害因素	可能引起的法定职业病	职业病防护措施	职业禁忌证
滴滴涕合成	多氯苯	痤疮	密闭；通风；局部机械排风；洗淋装置；防毒口罩	未规定
	硫酸	化学性灼伤	密闭；局部机械排风；喷淋洗眼装置；报警器；防腐蚀护目镜、口罩、工作服、手套、鞋	上岗：牙酸蚀病；支气管哮喘；慢性阻塞性肺病 在岗：慢性阻塞性肺病
		牙酸蚀病		
滴丁酯合成	氯气	氯气中毒	密闭；通风；局部机械排风；报警器；防毒口罩	上岗：慢性阻塞性肺病；支气管哮喘；慢性间质性肺病 在岗：支气管哮喘；慢性间质性肺病
	酚	酚中毒	密闭；通风；局部机械排风；洗淋装置；防毒口罩	慢性肾脏疾病；严重的皮肤疾病
	盐酸	化学性灼伤	密闭；局部机械排风；喷淋洗眼装置；报警器；防腐蚀护目镜、口罩、工作服、手套、鞋	上岗：牙酸蚀病；支气管哮喘；慢性阻塞性肺病 在岗：慢性阻塞性肺病
		牙酸蚀病		
毒杀芬合成	氯气	氯气中毒	密闭；通风；局部机械排风；报警器；防毒口罩	上岗：慢性阻塞性肺病；支气管哮喘；慢性间质性肺病 在岗：支气管哮喘；慢性间质性肺病
	四氯化碳	四氯化碳中毒	密闭；通风；局部机械排风；洗淋装置；防毒口罩	慢性肝病
	盐酸	化学性灼伤	密闭；局部机械排风；喷淋洗眼装置；报警器；防腐蚀护目镜、口罩、工作服、手套、鞋	上岗：牙酸蚀病；支气管哮喘；慢性阻塞性肺病 在岗：慢性阻塞性肺病
		牙酸蚀病		

续 表

工序	职业病危害因素	可能引起的法定职业病	职业病防护措施	职业禁忌证
毒杀芬合成	松节油	接触性皮炎	密闭；通风；局部机械排风；防毒口罩	未规定
对硫磷氯化，二甲四氯合成	氯气	氯气中毒	密闭；通风；局部机械排风；报警器；防毒口罩	上岗：慢性阻塞性肺病；支气管哮喘；慢性间质性肺病 在岗：支气管哮喘；慢性间质性肺病
	盐酸	化学性灼伤 牙酸蚀病	密闭；局部机械排风；喷淋洗眼装置；报警器；防腐蚀护目镜、口罩、工作服、手套、鞋	上岗：牙酸蚀病；支气管哮喘；慢性阻塞性肺病 在岗：慢性阻塞性肺病
对硫磷酯化	磷及其化合物	磷及其化合物中毒	密闭；通风；局部机械排风；防毒口罩	牙本质病变（不含龋齿）；下颌骨疾病；慢性肝病
	硫化氢	硫化氢中毒	密闭；通风；局部机械排风；报警器；防毒口罩	中枢神经系统器质性疾病
多菌灵合成	光气	光气中毒	密闭；通风；局部机械排风；报警器；防毒口罩	慢性阻塞性肺病；支气管哮喘；慢性间质性肺病
	甲醇	甲醇中毒	密闭；通风；局部机械排风；洗淋装置；防毒口罩	视网膜及神经疾病；中枢神经系统器质性疾病
氟乐灵氯氟化	氟及其化合物	氟及其无机化合物中毒	密闭；通风；局部机械排风；防毒口罩	地方性氟病；骨关节疾病
	氟化氢	牙酸蚀病	密闭；通风；局部机械排风；报警器；防毒口罩	上岗：牙酸蚀病；支气管哮喘；慢性阻塞性肺病 在岗：慢性阻塞性肺病

续 表

工序	职业病危害因素	可能引起的法定职业病	职业病防护措施	职业禁忌证
氟乐灵氯氟化	氯气	氯气中毒	密闭；通风；局部机械排风；报警器；防毒口罩	上岗：慢性阻塞性肺病；支气管哮喘；慢性间质性肺病 在岗：支气管哮喘；慢性间质性肺病
	盐酸	化学性灼伤	密闭；局部机械排风；喷淋洗眼装置；报警器；防腐蚀护目镜、口罩、工作服、手套、鞋	上岗：牙酸蚀病；支气管哮喘；慢性阻塞性肺病 在岗：慢性阻塞性肺病
		牙酸蚀病		
氟氯灵硝化	硫酸、硝酸	化学性灼伤	密闭；局部机械排风；喷淋洗眼装置；报警器；防腐蚀护目镜、口罩、工作服、手套、鞋	上岗：牙酸蚀病；支气管哮喘；慢性阻塞性肺病 在岗：慢性阻塞性肺病
		牙酸蚀病		
甲拌磷硫化	磷及其化合物	磷及其化合物中毒	密闭；通风；局部机械排风；防毒口罩	牙本质病变（不含龋齿）；下颌骨疾病；慢性肝病
	硫化氢	硫化氢中毒	密闭；通风；局部机械排风；报警器；防毒口罩	中枢神经系统器质性疾病
	甲苯	甲苯中毒	密闭；通风；局部机械排风；洗淋装置；防毒口罩	上岗：血常规异常（白细胞 $< 4\times10^9/L$ 或中性细胞 $< 2\times10^9/L$；血小板 $< 8\times10^{10}/L$）；造血系统疾病 在岗：造血系统疾病
乐果成盐、酯化、胺化	甲醇	甲醇中毒	密闭；通风；局部机械排风；洗淋装置；防毒口罩	视网膜及神经疾病；中枢神经系统器质性疾病
	有机磷农药	有机磷中毒		全血胆碱酯酶活性明显低于正常者；严重的皮肤疾病

续 表

工序	职业病危害因素	可能引起的法定职业病	职业病防护措施	职业禁忌证
六六六合成	氯气	氯气中毒	密闭；通风；局部机械排风；报警器；防毒口罩	上岗：慢性阻塞性肺病；支气管哮喘；慢性间质性肺病 在岗：支气管哮喘；慢性间质性肺病
	苯	苯中毒	密闭；通风；局部机械排风；洗淋装置；防毒口罩	上岗：血常规异常（白细胞 < 4×10^9/L 或中性细胞 < 2×10^9/L；血小板 < 8×10^{10}/L）；造血系统疾病 在岗：造血系统疾病
		白血病		
	盐酸	化学性灼伤	密闭；局部机械排风；喷淋洗眼装置；报警器；防腐蚀护目镜、口罩、工作服、手套、鞋	上岗：牙酸蚀病；支气管哮喘；慢性阻塞性肺病 在岗：慢性阻塞性肺病
		牙酸蚀病		
马拉硫磷合成	磷及其化合物	磷及其化合物中毒	密闭；通风；局部机械排风；防毒口罩	牙本质病变（不含龋齿）；下颌骨疾病；慢性肝病
	硫化氢	硫化氢中毒	密闭；通风；局部机械排风；报警器；防毒口罩	中枢神经系统器质性疾病
	甲苯	甲苯中毒	密闭；通风；局部机械排风；洗淋装置；防毒口罩	上岗：血常规异常（白细胞 < 4×10^9/L 或中性细胞 < 2×10^9/L；血小板 < 8×10^{10}/L）；造血系统疾病 在岗：造血系统疾病
	甲醇	甲醇中毒		视网膜及神经疾病；中枢神经系统器质性疾病
	有机磷农药	有机磷中毒		全血胆碱酯酶活性明显低于正常者；严重的皮肤疾病

续 表

工序	职业病危害因素	可能引起的法定职业病	职业病防护措施	职业禁忌证
内吸磷合成	二甲苯	二甲苯中毒	密闭；通风；局部机械排风；洗淋装置；防毒口罩	上岗：血常规异常（白细胞 < 4×10^9/L 或中性细胞 < 2×10^9/L；血小板 < 8×10^{10}/L）；造血系统疾病 在岗：造血系统疾病
	有机磷农药	有机磷中毒		全血胆碱酯酶活性明显低于正常者；严重的皮肤疾病
三氯杀螨砜合成	多氯苯	痤疮	密闭；通风；局部机械排风；洗淋装置；防毒口罩	未规定
	盐酸、硫酸	化学性灼伤	密闭；局部机械排风；喷淋洗眼装置；报警器；防腐蚀护目镜、口罩、工作服、手套、鞋	上岗：牙酸蚀病；支气管哮喘；慢性阻塞性肺病 在岗：慢性阻塞性肺病
		牙酸蚀病		
三氯乙醛制备	氯气	氯气中毒	密闭；通风；局部机械排风；报警器；防毒口罩	上岗：慢性阻塞性肺病；支气管哮喘；慢性间质性肺病 在岗：支气管哮喘；慢性间质性肺病
	盐酸、硫酸	化学性灼伤	密闭；局部机械排风；喷淋洗眼装置；报警器；防腐蚀护目镜、口罩、工作服、手套、鞋	上岗：牙酸蚀病；支气管哮喘；慢性阻塞性肺病 在岗：慢性阻塞性肺病
		牙酸蚀病		
杀螟松合成	盐酸	化学性灼伤	密闭；局部机械排风；喷淋洗眼装置；报警器；防腐蚀护目镜、口罩、工作服、手套、鞋	上岗：牙酸蚀病；支气管哮喘；慢性阻塞性肺病 在岗：慢性阻塞性肺病
		牙酸蚀病		

续 表

工序	职业病危害因素	可能引起的法定职业病	职业病防护措施	职业禁忌证
杀螟松合成	甲醇	甲醇中毒	密闭；通风；局部机械排风；洗淋装置；防毒口罩	视网膜及神经疾病；中枢神经系统器质性疾病
	有机磷农药	有机磷中毒		全血胆碱酯酶活性明显低于正常者；严重的皮肤疾病
双甲脒合成	二甲苯	二甲苯中毒	密闭；通风；局部机械排风；防毒口罩	上岗：血常规异常（白细胞 < 4×10^9/L或中性细胞 < 2×10^9/L；血小板 < 8×10^{10}/L）；造血系统疾病 在岗：造血系统疾病
	甲苯胺	苯的氨基及硝基化合物（不包括三硝基甲苯）中毒	密闭；通风；局部机械排风；洗淋装置；防毒口罩	慢性肝病
乙硫醇制备	硫酸	化学性灼伤	密闭；局部机械排风；喷淋洗眼装置；报警器；防腐蚀护目镜、口罩、工作服、手套、鞋	上岗：牙酸蚀病；支气管哮喘；慢性阻塞性肺病 在岗：慢性阻塞性肺病
		牙酸蚀病		
敌百虫合成	甲醇	甲醇中毒	密闭；通风；局部机械排风；洗淋装置；防毒口罩	视网膜及神经疾病；中枢神经系统器质性疾病
	有机磷农药	有机磷中毒		全血胆碱酯酶活性明显低于正常者；严重的皮肤疾病
	盐酸	化学性灼伤	密闭；局部机械排风；喷淋洗眼装置；报警器；防腐蚀护目镜、口罩、工作服、手套、鞋	上岗：牙酸蚀病；支气管哮喘；慢性阻塞性肺病 在岗：慢性阻塞性肺病
		牙酸蚀病		

续 表

工序	职业病危害因素	可能引起的法定职业病	职业病防护措施	职业禁忌证
敌敌畏合成，对硫磷缩合，甲拌磷配制	有机磷农药	有机磷中毒	密闭；通风；局部机械排风；洗淋装置；防毒口罩	全血胆碱酯酶活性明显低于正常者；严重的皮肤疾病
速灭威合成，西维因合成	氨基甲酸酯类农药	氨基甲酸酯类中毒	密闭；通风；局部机械排风；洗淋装置；防毒口罩	全血胆碱酯酶活性明显低于正常者；严重的皮肤疾病
敌鼠钠盐合成	苯	苯中毒	密闭；通风；局部机械排风；洗淋装置；防毒口罩	上岗：血常规异常（白细胞 < 4×10^9/L 或中性细胞 < 2×10^9/L；血小板 < 8×10^{10}/L）；造血系统疾病 在岗：造血系统疾病
		白血病		
杀虫脒合成	杀虫脒	杀虫脒中毒	密闭；通风；局部机械排风；洗淋装置；防毒口罩	未规定
阿特拉津合成	氰化物	氰及腈类化合物中毒	密闭；通风；局部机械排风；洗淋装置；报警器；防毒口罩	中枢神经系统器质性疾病
代森锌合成	二硫化碳	二硫化碳中毒	密闭；通风；局部机械排风；洗淋装置；防毒口罩	中枢神经系统器质性疾病；多发性周围神经疾病；视网膜病变
甲拌磷缩合	甲醛	甲醛中毒	密闭；通风；局部机械排风；洗淋装置；防毒口罩	上岗：慢性阻塞性肺病；支气管哮喘；慢性间质性肺病；伴有气道高原反应的过敏性鼻炎 在岗：慢性间质性肺病；伴有气道高原反应的过敏性鼻炎

续 表

工序	职业病危害因素	可能引起的法定职业病	职业病防护措施	职业禁忌证
林丹合成	甲醇	甲醇中毒	密闭；通风；局部机械排风；洗淋装置；防毒口罩	视网膜及神经疾病；中枢神经系统器质性疾病
氯化苦合成	氯气	氯气中毒	密闭；通风；局部机械排风；报警器；防毒口罩	上岗：慢性阻塞性肺病；支气管哮喘；慢性间质性肺病 在岗：支气管哮喘；慢性间质性肺病
氰戊菊酯合成	多氯苯	痤疮	密闭；通风；局部机械排风；洗淋装置；防毒口罩	未规定

附表 3.7　涂料、染料制造业主要工序职业病危害告知信息

<table>
<tr><th>工序</th><th>职业病危害因素</th><th>可能引起的法定职业病</th><th>职业病防护措施</th><th>职业禁忌证</th></tr>
<tr><td colspan="5">涂料制造工艺</td></tr>
<tr><td rowspan="5">搪瓷色素备料</td><td>矽尘</td><td>矽肺</td><td>通风；喷雾；洒水；局部机械除尘；防尘口罩</td><td>活动性肺结核病；慢性阻塞性肺病；慢性间质性肺病；伴肺功能损害的疾病</td></tr>
<tr><td>铅尘</td><td>铅及其化合物中毒（不包括四乙基铅）</td><td>密闭；通风；局部机械排风；防毒口罩</td><td>中度贫血；卟啉病；多发性周围神经疾病</td></tr>
<tr><td>重铬酸盐（六价铬）</td><td>六价铬化合物所致肺癌</td><td>密闭；通风；局部机械排风；洗淋装置；防毒口罩</td><td>慢性皮肤溃疡；萎缩性鼻炎</td></tr>
<tr><td>二氧化硫</td><td>二氧化硫中毒</td><td rowspan="2">密闭；通风；局部机械排风；报警器；防毒口罩</td><td rowspan="2">上岗：慢性阻塞性肺病；慢性间质性肺病；支气管哮喘
在岗：慢性间质性肺病；支气管哮喘</td></tr>
<tr><td>氮氧化合物</td><td>氮氧化物中毒</td></tr>
</table>

续 表

工序	职业病危害因素	可能引起的法定职业病	职业病防护措施	职业禁忌证
搪瓷色素备料	高温	中暑	通风；降温措施；护目镜或面罩；热防护服	未控高血压；未控甲亢症；未控糖尿病；慢性肾炎；癫痫；全身瘢痕面积≥20%
搪瓷色素煅烧	铅尘（烟）	铅及其化合物中毒（不包括四乙基铅）	密闭；通风；局部机械排风；防毒口罩	中度贫血；卟啉病；多发性周围神经疾病
	二氧化硫	二氧化硫中毒	密闭；通风；局部机械排风；报警器；防毒口罩	上岗：慢性阻塞性肺病；支气管哮喘；慢性间质性肺病 在岗：支气管哮喘；慢性间质性肺病
	氮氧化合物	氮氧化物中毒		上岗：慢性阻塞性肺病；慢性间质性肺病；支气管哮喘 在岗：慢性间质性肺病；支气管哮喘
	高温	中暑	通风；降温措施；护目镜或面罩；热防护服	未控高血压；未控甲亢症；未控糖尿病；慢性肾炎；癫痫；全身瘢痕面积≥20%
	噪声	噪声聋	防噪声设施；耳塞（耳罩）	GBZ 188：7.1.1.1（上岗），7.1.2.1（在岗）所列
玻璃色素溶制	矽尘	矽肺	通风；喷雾；洒水；局部机械除尘；防尘口罩	活动性肺结核病；慢性阻塞性肺病；慢性间质性肺病；伴肺功能损害的疾病
	铅尘（烟）	铅及其化合物中毒（不包括四乙基铅）	密闭；通风；局部机械排风；防毒口罩	中度贫血；卟啉病；多发性周围神经疾病

续 表

工序	职业病危害因素	可能引起的法定职业病	职业病防护措施	职业禁忌证
玻璃色素溶制	氮氧化合物	氮氧化物中毒	密闭；通风；局部机械排风；报警器；防毒口罩	上岗：慢性阻塞性肺病；慢性间质性肺病；支气管哮喘 在岗：慢性间质性肺病；支气管哮喘
	高温	中暑	通风；降温措施；护目镜或面罩；热防护服	未控高血压；未控甲亢症；未控糖尿病；慢性肾炎；癫痫；全身瘢痕面积≥ 20%
玻璃色素成品	矽尘	矽肺	通风；喷雾；洒水；局部机械除尘；防尘口罩	活动性肺结核病；慢性阻塞性肺病；慢性间质性肺病；伴肺功能损害的疾病
	铅尘	铅及其化合物中毒（不包括四乙基铅）	密闭；通风；局部机械排风；防毒口罩	中度贫血；卟啉病；多发性周围神经疾病
	镉及其化合物	镉及其化合物中毒		慢性肾脏疾病；骨质疏松症
	高温	中暑	通风；降温措施；护目镜或面罩；热防护服	未控高血压；未控甲亢症；未控糖尿病；慢性肾炎；癫痫；全身瘢痕面积≥ 20%
油漆配料	铅尘	铅及其化合物中毒（不包括四乙基铅）	密闭；通风；局部机械排风；防毒口罩	中度贫血；卟啉病；多发性周围神经疾病
	汞	汞及其化合物中毒	密闭；通风；局部机械排风；洗淋装置；防毒口罩	中枢神经系统器质性疾病；慢性肾脏疾病；已确诊并仍需医学监护的精神障碍性疾病
	氧化锌	金属烟热	密闭；通风；局部机械排风；防毒口罩	未控制的甲状腺功能亢进症
	汽油	汽油中毒		严重慢性皮肤疾患；多发性周围神经疾病

续　表

工序	职业病危害因素	可能引起的法定职业病	职业病防护措施	职业禁忌证
油漆轧浆	苯	苯中毒	密闭；通风；局部机械排风；洗淋装置；防毒口罩	上岗：血常规异常（白细胞 < 4×10^9/L 或中性细胞 < 2×10^9/L；血小板 < 8×10^{10}/L）；造血系统疾病 在岗：造血系统疾病
		白血病		
	甲苯	甲苯中毒		
	二甲苯	二甲苯中毒		
	甲醇	甲醇中毒		视网膜及神经疾病；中枢神经系统器质性疾病
	汽油	汽油中毒	密闭；通风；局部机械排风；防毒口罩	严重慢性皮肤疾患；多发性周围神经疾病
	噪声	噪声聋	防噪声设施；耳塞（耳罩）	GBZ 188：7.1.1.1（上岗），7.1.2.1（在岗）所列
油漆调配	苯	苯中毒	密闭；通风；局部机械排风；洗淋装置；防毒口罩	上岗：血常规异常（白细胞 < 4×10^9/L 或中性细胞 < 2×10^9/L；血小板 < 8×10^{10}/L）；造血系统疾病 在岗：造血系统疾病
		白血病		
	甲苯	甲苯中毒		
	二甲苯	二甲苯中毒		
	甲醇	甲醇中毒		视网膜及神经疾病；中枢神经系统器质性疾病
	汽油	汽油中毒	密闭；通风；局部机械排风；防毒口罩	严重慢性皮肤疾患；多发性周围神经疾病
油漆稀料、包装	苯	苯中毒	密闭；通风；局部机械排风；洗淋装置；防毒口罩	上岗：血常规异常（白细胞 < 4×10^9/L 或中性细胞 < 2×10^9/L；血小板 < 8×10^{10}/L）；造血系统疾病 在岗：造血系统疾病
		白血病		
	甲苯	甲苯中毒		
	二甲苯	二甲苯中毒		
	汽油	汽油中毒	密闭；通风；局部机械排风；防毒口罩	严重慢性皮肤疾患；多发性周围神经疾病

续 表

工序	职业病危害因素	可能引起的法定职业病	职业病防护措施	职业禁忌证
油漆熬炼	苯	苯中毒	密闭；通风；局部机械排风；洗淋装置；防毒口罩	上岗：血常规异常（白细胞 < 4×10^9/L或中性细胞 < 2×10^9/L；血小板 < 8×10^{10}/L）；造血系统疾病 在岗：造血系统疾病
		白血病		
	甲苯	甲苯中毒		
	二甲苯	二甲苯中毒		
	甲醛	甲醛中毒		上岗：慢性阻塞性肺病；支气管哮喘；慢性间质性肺病；伴有气道高原反应的过敏性鼻炎 在岗：慢性间质性肺病；伴有气道高原反应的过敏性鼻炎
	汽油	汽油中毒	密闭；通风；局部机械排风；防毒口罩	严重慢性皮肤疾患；多发性周围神经疾病
	沥青	痤疮		未规定
树脂溶解	苯	苯中毒	密闭；通风；局部机械排风；洗淋装置；防毒口罩	上岗：血常规异常（白细胞 < 4×10^9/L或中性细胞 < 2×10^9/L；血小板 < 8×10^{10}/L）；造血系统疾病 在岗：造血系统疾病
		白血病		
	甲苯	甲苯中毒		
	二甲苯	二甲苯中毒		
	沥青	痤疮	密闭；通风；局部机械排风；防毒口罩	未规定
树脂制备	铅尘	铅及其化合物中毒（不包括四乙基铅）	密闭；通风；局部机械排风；防毒口罩	中度贫血；卟啉病；多发性周围神经疾病
	氧化锌	金属烟热		未控制的甲状腺功能亢进症

续 表

工序	职业病危害因素	可能引起的法定职业病	职业病防护措施	职业禁忌证
树脂制备	苯	苯中毒	密闭；通风；局部机械排风；洗淋装置；防毒口罩	上岗：血常规异常（白细胞 < 4×10^9/L 或中性细胞 < 2×10^9/L；血小板 < 8×10^{10}/L）；造血系统疾病 在岗：造血系统疾病
		白血病		
	甲苯	甲苯中毒		
	二甲苯	二甲苯中毒		
	甲醛	甲醛中毒		上岗：慢性阻塞性肺病；支气管哮喘；慢性间质性肺病；伴有气道高原反应的过敏性鼻炎 在岗：慢性间质性肺病；伴有气道高原反应的过敏性鼻炎
	甲醇	甲醇中毒		视网膜及神经疾病；中枢神经系统器质性疾病
	硫酸、盐酸	化学性灼伤	密闭；局部机械排风；喷淋洗眼装置；报警器；防腐蚀护目镜、口罩、工作服、手套、鞋	上岗：牙酸蚀病；支气管哮喘；慢性阻塞性肺病 在岗：慢性阻塞性肺病
		牙酸蚀病		
铅铬黄化合	铅烟	铅及其化合物中毒（不包括四乙基铅）	密闭；通风；局部机械排风；防毒口罩	中度贫血；卟啉病；多发性周围神经疾病
	铬酸盐	接触性皮炎	密闭；通风；局部机械排风；洗淋装置；防毒口罩	慢性皮肤溃疡；萎缩性鼻炎
	硝酸	化学性灼伤	密闭；局部机械排风；喷淋洗眼装置；报警器；防腐蚀护目镜、口罩、工作服、手套、鞋	上岗：牙酸蚀病；支气管哮喘；慢性阻塞性肺病 在岗：慢性阻塞性肺病
		牙酸蚀病		

续 表

工序	职业病危害因素	可能引起的法定职业病	职业病防护措施	职业禁忌证
锌铬黄制取	铬酸盐	接触性皮炎	密闭；通风；局部机械排风；洗淋装置；防毒口罩	慢性皮肤溃疡；萎缩性鼻炎
	氧化锌	金属烟热	密闭；通风；局部机械排风；防毒口罩	未控制的甲状腺功能亢进症
	盐酸	化学性灼伤	密闭；局部机械排风；喷淋洗眼装置；报警器；防腐蚀护目镜、口罩、工作服、手套、鞋	上岗：牙酸蚀病；支气管哮喘；慢性阻塞性肺病 在岗：慢性阻塞性肺病
		牙酸蚀病		
铅铬绿制取	铅尘（烟）	铅及其化合物中毒（不包括四乙基铅）	密闭；通风；局部机械排风；防毒口罩	中度贫血；卟啉病；多发性周围神经疾病
	铬酸盐	接触性皮炎	密闭；通风；局部机械排风；洗淋装置；防毒口罩	慢性皮肤溃疡；萎缩性鼻炎
	硫酸	化学性灼伤	密闭；局部机械排风；喷淋洗眼装置；报警器；防腐蚀护目镜、口罩、工作服、手套、鞋	上岗：牙酸蚀病；支气管哮喘；慢性阻塞性肺病 在岗：慢性阻塞性肺病
		牙酸蚀病		
锌钡白制取	砷化氢	砷化氢中毒	密闭；通风；局部机械排风；报警器；防毒口罩	慢性肾脏疾病；血清葡萄糖–6–磷酸脱氢酶缺乏症
	二氧化硫	二氧化硫中毒		上岗：慢性阻塞性肺病；支气管哮喘；慢性间质性肺病 在岗：支气管哮喘；慢性间质性肺病
	硫化氢	硫化氢中毒		中枢神经系统器质性疾病

续 表

工序	职业病危害因素	可能引起的法定职业病	职业病防护措施	职业禁忌证
镉红煅烧	镉及其化合物	镉及其化合物中毒	密闭；通风；局部机械排风；防毒口罩	慢性肾脏疾病；骨质疏松症
	二氧化硫	二氧化硫中毒	密闭；通风；局部机械排风；报警器；防毒口罩	上岗：慢性阻塞性肺病；支气管哮喘；慢性间质性肺病 在岗：支气管哮喘；慢性间质性肺病
	高温	中暑	通风；降温措施；护目镜或面罩；热防护服	未控高血压；未控甲亢症；未控糖尿病；慢性肾炎；癫痫；全身瘢痕面积≥ 20%
镉红制取	镉及其化合物	镉及其化合物中毒	密闭；通风；局部机械排风；防毒口罩	慢性肾脏疾病；骨质疏松症
	氮氧化合物	氮氧化物中毒	密闭；通风；局部机械排风；报警器；防毒口罩	上岗：慢性阻塞性肺病；慢性间质性肺病；支气管哮喘 在岗：慢性间质性肺病；支气管哮喘
	盐酸、硝酸	化学性灼伤 牙酸蚀病	密闭；局部机械排风；喷淋洗眼装置；报警器；防腐蚀护目镜、口罩、工作服、手套、鞋	上岗：牙酸蚀病；支气管哮喘；慢性阻塞性肺病 在岗：慢性阻塞性肺病
镉红成品	镉及其化合物	镉及其化合物中毒	密闭；通风；局部机械排风；防毒口罩	慢性肾脏疾病；骨质疏松症
	高温	中暑	通风；降温措施；护目镜或面罩；热防护服	未控高血压；未控甲亢症；未控糖尿病；慢性肾炎；癫痫；全身瘢痕面积≥ 20%
	噪声	噪声聋	防噪声设施；耳塞（耳罩）	GBZ 188：7.1.1.1（上岗），7.1.2.1（在岗）所列

续 表

工序	职业病危害因素	可能引起的法定职业病	职业病防护措施	职业禁忌证
钛液制备	二氧化硫	二氧化硫中毒	密闭；通风；局部机械排风；报警器；防毒口罩	上岗：慢性阻塞性肺病；支气管哮喘；慢性间质性肺病 在岗：支气管哮喘；慢性间质性肺病
	硫化氢	硫化氢中毒		中枢神经系统器质性疾病
钛白粉制备	二氧化硫	二氧化硫中毒	密闭；通风；局部机械排风；报警器；防毒口罩	上岗：慢性阻塞性肺病；支气管哮喘；慢性间质性肺病 在岗：支气管哮喘；慢性间质性肺病
	高温	中暑	通风；降温措施；护目镜或面罩；热防护服	未控高血压；未控甲亢症；未控糖尿病；慢性肾炎；癫痫；全身瘢痕面积≥20%
	噪声	噪声聋	防噪声设施，耳塞（耳罩）	GBZ 188：7.1.1.1（上岗），7.1.2.1（在岗）所列
硫酸亚铁制备	硫酸、硝酸	化学性灼伤	密闭；局部机械排风；喷淋洗眼装置；报警器；防腐蚀护目镜、口罩、工作服、手套、鞋	上岗：牙酸蚀病；支气管哮喘；慢性阻塞性肺病 在岗：慢性阻塞性肺病
		牙酸蚀病		
硝酸亚铁氧化	氨	氨中毒	密闭；通风；局部机械排风；报警器；防毒口罩	上岗：慢性阻塞性肺病；慢性间质性肺病；支气管哮喘 在岗：慢性间质性肺病；支气管哮喘
	氮氧化合物	氮氧化物中毒		
含钴颜料氧化	氮氧化合物	氮氧化物中毒	密闭；通风；局部机械排风；报警器；防毒口罩	上岗：慢性阻塞性肺病；慢性间质性肺病；支气管哮喘 在岗：慢性间质性肺病；支气管哮喘

续 表

工序	职业病危害因素	可能引起的法定职业病	职业病防护措施	职业禁忌证
含钴颜料氧化	硫化氢	硫化氢中毒	密闭；通风；局部机械排风；报警器；防毒口罩	中枢神经系统器质性疾病
	硫酸、硝酸	化学性灼伤	密闭；局部机械排风；喷淋洗眼装置；报警器；防腐蚀护目镜、口罩、工作服、手套、鞋	上岗：牙酸蚀病；支气管哮喘；慢性阻塞性肺病 在岗：慢性阻塞性肺病
		牙酸蚀病		
有机颜料合成	石棉尘	石棉肺	通风；喷雾；洒水；局部机械除尘；防尘口罩	活动性肺结核病；慢性阻塞性肺病；慢性间质性肺病；伴肺功能损害的疾病
	二甲苯	二甲苯中毒	密闭；通风；局部机械排风；防毒口罩	上岗：血常规异常（白细胞 $< 4\times10^9/L$ 或中性细胞 $< 2\times10^9/L$；血小板 $< 8\times10^{10}/L$）；造血系统疾病 在岗：造血系统疾病
	β－萘胺	接触性皮炎	密闭；通风；局部机械排风；洗淋装置；防毒口罩	未规定
	盐酸、硫酸	化学性灼伤	密闭；局部机械排风；喷淋洗眼装置；报警器；防腐蚀护目镜、口罩、工作服、手套、鞋	上岗：牙酸蚀病；支气管哮喘；慢性阻塞性肺病 在岗：慢性阻塞性肺病
		牙酸蚀病		
华蓝制取	盐酸、硫酸	化学性灼伤	密闭；局部机械排风；喷淋洗眼装置；报警器；防腐蚀护目镜、口罩、工作服、手套、鞋	上岗：牙酸蚀病；支气管哮喘；慢性阻塞性肺病 在岗：慢性阻塞性肺病
		牙酸蚀病		
	氰化氢或氢氰酸	氰及腈类化合物中毒	密闭；通风；局部机械排风；洗淋装置；报警器；防毒口罩	中枢神经系统器质性疾病

续 表

工序	职业病危害因素	可能引起的法定职业病	职业病防护措施	职业禁忌证
酞菁蓝制取	二甲苯	二甲苯中毒	密闭；通风；局部机械排风；防毒口罩	上岗：血常规异常（白细胞 < 4×10^9/L 或中性细胞 < 2×10^9/L；血小板 < 8×10^{10}/L）；造血系统疾病 在岗：造血系统疾病
酞菁蓝制取	盐酸	化学性灼伤	密闭；局部机械排风；喷淋洗眼装置；报警器；防腐蚀护目镜、口罩、工作服、手套、鞋	上岗：牙酸蚀病；支气管哮喘；慢性阻塞性肺病 在岗：慢性阻塞性肺病
酞菁蓝制取	盐酸	牙酸蚀病	密闭；局部机械排风；喷淋洗眼装置；报警器；防腐蚀护目镜、口罩、工作服、手套、鞋	上岗：牙酸蚀病；支气管哮喘；慢性阻塞性肺病 在岗：慢性阻塞性肺病
大红粉制取	苯胺	苯的氨基及硝基化合物（不包括三硝基甲苯）中毒	密闭；通风；局部机械排风；洗淋装置；防毒口罩	慢性肝病
大红粉制取	盐酸	化学性灼伤	密闭；局部机械排风；喷淋洗眼装置；报警器；防腐蚀护目镜、口罩、工作服、手套、鞋	上岗：牙酸蚀病；支气管哮喘；慢性阻塞性肺病 在岗：慢性阻塞性肺病
大红粉制取	盐酸	牙酸蚀病	密闭；局部机械排风；喷淋洗眼装置；报警器；防腐蚀护目镜、口罩、工作服、手套、鞋	上岗：牙酸蚀病；支气管哮喘；慢性阻塞性肺病 在岗：慢性阻塞性肺病
氧化锌制粉	氧化锌	金属烟热	密闭；通风；局部机械排风；防毒口罩	未控制的甲状腺功能亢进症
氧化锌制粉	高温	中暑	通风；降温措施；护目镜或面罩；热防护服	未控高血压；未控甲亢症；未控糖尿病；慢性肾炎；癫痫；全身瘢痕面积 ≥ 20%
熟油热炼	锰烟	锰及其化合物中毒	密闭；通风；局部机械排风；防毒口罩	中枢神经系统器质性疾病；确诊并需医学监护的精神障碍性疾病
熟油热炼	高温	中暑	通风；降温措施；护目镜或面罩；热防护服	未控高血压；未控甲亢症；未控糖尿病；慢性肾炎；癫痫；全身瘢痕面积 ≥ 20%

续 表

工序	职业病危害因素	可能引起的法定职业病	职业病防护措施	职业禁忌证
铅铬黄成品	铅尘	铅及其化合物中毒（不包括四乙基铅）	密闭；通风；局部机械排风；防毒口罩	中度贫血；卟啉病；多发性周围神经疾病
氧化铁黄制取	硫酸	化学性灼伤 牙酸蚀病	密闭；局部机械排风；喷淋洗眼装置；报警器；防腐蚀护目镜、口罩、工作服、手套、鞋	上岗：牙酸蚀病；支气管哮喘；慢性阻塞性肺病 在岗：慢性阻塞性肺病
晶核制备	硝酸	化学性灼伤 牙酸蚀病	密闭；局部机械排风；喷淋洗眼装置；报警器；防腐蚀护目镜、口罩、工作服、手套、鞋	上岗：牙酸蚀病；支气管哮喘；慢性阻塞性肺病 在岗：慢性阻塞性肺病
植物油漂炼	高温	中暑	通风；降温措施；护目镜或面罩；热防护服	未控高血压；未控甲亢症；未控糖尿病；慢性肾炎；癫痫；全身瘢痕面积≥20%
钛铁矿粉碎，钛液冷却	噪声	噪声聋	防噪声设施；耳塞（耳罩）	GBZ 188：7.1.1.1（上岗），7.1.2.1（在岗）所列
荧光涂料生产	电离辐射	职业性放射性疾病 白内障	警示、隔离；防放射性护目镜、服装、手套	GBZ 98：4.1~4.12 规定
染料制造工艺				
冰染染料合成	氨	氨中毒	密闭；通风；局部机械排风；报警器；防毒口罩	上岗：慢性阻塞性肺病；支气管哮喘；慢性间质性肺病 在岗：支气管哮喘；慢性间质性肺病

续 表

工序	职业病危害因素	可能引起的法定职业病	职业病防护措施	职业禁忌证
冰染染料合成	苯胺	苯的氨基及硝基化合物（不包括三硝基甲苯）中毒	密闭；通风；局部机械排风；洗淋装置；防毒口罩	慢性肝病
	N，N-二甲基苯胺			
	β-萘胺	接触性皮炎		未规定
	对苯二酚			
	盐酸、硫酸、硝酸	化学性灼伤	密闭；局部机械排风；喷淋洗眼装置；报警器；防腐蚀护目镜、口罩、工作服、手套、鞋	上岗：牙酸蚀病；支气管哮喘；慢性阻塞性肺病 在岗：慢性阻塞性肺病
		牙酸蚀病		
分散染料合成	氮氧化合物	氮氧化物中毒	密闭；通风；局部机械排风；报警器；防毒口罩	上岗：慢性阻塞性肺病；慢性间质性肺病；支气管哮喘 在岗：慢性间质性肺病；支气管哮喘
	硫化氢	硫化氢中毒		中枢神经系统器质性疾病
	丙烯腈	氰及腈类化合物中毒	密闭；通风；局部机械排风；洗淋装置；防毒口罩	中枢神经系统器质性疾病
	苯胺	苯的氨基及硝基化合物（不包括三硝基甲苯）中毒		慢性肝病
	酚	酚中毒		慢性肾脏疾病；严重的皮肤疾病
	对苯二酚	接触性皮炎		未规定
	盐酸、硫酸	化学性灼伤		上岗：牙酸蚀病；支气管哮喘；慢性阻塞性肺病 在岗：慢性阻塞性肺病
		牙酸蚀病		

续 表

工序	职业病危害因素	可能引起的法定职业病	职业病防护措施	职业禁忌证
还原染料合成	氯气	氯气中毒	密闭；通风；局部机械排风；报警器；防毒口罩	上岗：慢性阻塞性肺病；慢性间质性肺病；支气管哮喘 在岗：慢性间质性肺病；支气管哮喘
	二氧化硫	二氧化硫中毒		
	氨	氨中毒		
	氮氧化合物	氮氧化物中毒		
	硫化氢	硫化氢中毒		中枢神经系统器质性疾病
	氰化物	氰及腈类化合物中毒	密闭；通风；局部机械排风；洗淋装置；报警器；防毒口罩	中枢神经系统器质性疾病
	硝基苯	苯的氨基及硝基化合物（不包括三硝基甲苯）中毒	密闭；通风；局部机械排风；洗淋装置；防毒口罩	慢性肝病
	对苯二酚	接触性皮炎		未规定
	盐酸、硫酸、硝酸	化学性灼伤	密闭；局部机械排风；喷淋洗眼装置；报警器；防腐蚀护目镜、口罩、工作服、手套、鞋	上岗：牙酸蚀病；支气管哮喘；慢性阻塞性肺病 在岗：慢性阻塞性肺病
		牙酸蚀病		
活性染料合成	氨	氨中毒	密闭；通风；局部机械排风；报警器；防毒口罩	上岗：慢性阻塞性肺病；支气管哮喘；慢性间质性肺病 在岗：支气管哮喘；慢性间质性肺病
	氰化物	氰及腈类化合物中毒	密闭；通风；局部机械排风；洗淋装置；报警器；防毒口罩	中枢神经系统器质性疾病

续　表

工序	职业病危害因素	可能引起的法定职业病	职业病防护措施	职业禁忌证
活性染料合成	二氯乙烷	二氯乙烷中毒	密闭；通风；局部机械排风；防毒口罩	慢性肝病；中枢神经系统器质性疾病
	苯胺	苯的氨基及硝基化合物（不包括三硝基甲苯）中毒	密闭；通风；局部机械排风；洗淋装置；防毒口罩	慢性肝病
	N，N－二甲基苯胺			
	硫酸二甲酯	硫酸二甲酯中毒		慢性阻塞性肺病；支气管哮喘
碱性染料合成	铅化合物	铅及其化合物中毒（不包括四乙基铅）	密闭；通风；局部机械排风；防毒口罩	中度贫血；卟啉病；多发性周围神经疾病
	二甲苯	二甲苯中毒		上岗：血常规异常（白细胞 < 4×10^9/L 或中性细胞 < 2×10^9/L；血小板 < 8×10^{10}/L）；造血系统疾病 在岗：造血系统疾病
	三氯甲烷	接触性皮炎		未规定
	苯胺	苯的氨基及硝基化合物（不包括三硝基甲苯）中毒	密闭；通风；局部机械排风；洗淋装置；防毒口罩	慢性肝病
	N，N－二甲基苯胺			
	硝基苯			
	硝基甲苯			
	盐酸、硫酸	化学性灼伤	密闭；局部机械排风；喷淋洗眼装置；报警器；防腐蚀护目镜、口罩、工作服、手套、鞋	上岗：牙酸蚀病；支气管哮喘；慢性阻塞性肺病 在岗：慢性阻塞性肺病
		牙酸蚀病		

续 表

工序	职业病危害因素	可能引起的法定职业病	职业病防护措施	职业禁忌证
酸性染料合成	酚	酚中毒	密闭；通风；局部机械排风；洗淋装置；防毒口罩	慢性肾脏疾病；严重的皮肤疾病
	苯胺	苯的氨基及硝基化合物（不包括三硝基甲苯）中毒		慢性肝病
	联苯胺			
	β-萘胺	接触性皮炎		未规定
	甲醛	甲醛中毒		上岗：慢性阻塞性肺病；支气管哮喘；慢性间质性肺病；伴有气道高原反应的过敏性鼻炎 在岗：慢性间质性肺病；伴有气道高原反应的过敏性鼻炎
	盐酸、硫酸、硝酸	化学性灼伤	密闭；局部机械排风；喷淋洗眼装置；报警器；防腐蚀护目镜、口罩、工作服、手套、鞋	上岗：牙酸蚀病；支气管哮喘；慢性阻塞性肺病 在岗：慢性阻塞性肺病
		牙酸蚀病		
食用染料合成	盐酸、硫酸、硝酸	化学性灼伤	密闭；局部机械排风；喷淋洗眼装置；报警器；防腐蚀护目镜、口罩、工作服、手套、鞋	上岗：牙酸蚀病；支气管哮喘；慢性阻塞性肺病 在岗：慢性阻塞性肺病
		牙酸蚀病		
硫化染料合成	联苯胺	联苯胺所致膀胱癌	密闭；通风；局部机械排风；洗淋装置；防毒口罩	尿脱落细胞检查巴氏分级国际标准≥Ⅳ级
缩聚染料合成	苯胺	苯的氨基及硝基化合物（不包括三硝基甲苯）中毒	密闭；通风；局部机械排风；洗淋装置；防毒口罩	慢性肝病

续 表

工序	职业病危害因素	可能引起的法定职业病	职业病防护措施	职业禁忌证
阳离子染料合成	氨	氨中毒	通风防毒设施；过滤式防毒面具	上岗：慢性阻塞性肺病；支气管哮喘；慢性间质性肺病 在岗：支气管哮喘；慢性间质性肺病
	苯	苯中毒	密闭；通风；局部机械排风；洗淋装置；防毒口罩	上岗：血常规异常（白细胞 $<4\times10^9$/L 或中性细胞 $<2\times10^9$/L；血小板 $<8\times10^{10}$/L）；造血系统疾病 在岗：造血系统疾病
		白血病		
	二甲苯	二甲苯中毒		
	苯胺	苯的氨基及硝基化合物（不包括三硝基甲苯）中毒		慢性肝病
	N，N-二甲基苯胺			
	二甲基甲酰胺	二甲基甲酰胺中毒		
	硫酸二甲酯	硫酸二甲酯中毒		慢性阻塞性肺病；支气管哮喘
	甲醇	甲醇中毒		视网膜及神经疾病；中枢神经系统器质性疾病
	三氯甲烷	接触性皮炎	密闭；通风；局部机械排风；防毒口罩	未规定
	盐酸、硫酸	化学性灼伤	密闭；局部机械排风；喷淋洗眼装置；报警器；防腐蚀护目镜、口罩、工作服、手套、鞋	上岗：牙酸蚀病；支气管哮喘；慢性阻塞性肺病 在岗：慢性阻塞性肺病
		牙酸蚀病		

续 表

工序	职业病危害因素	可能引起的法定职业病	职业病防护措施	职业禁忌证
有机染料合成	氨	氨中毒	密闭；通风；局部机械排风；报警器；防毒口罩	上岗：慢性阻塞性肺病；支气管哮喘；慢性间质性肺病 在岗：支气管哮喘；慢性间质性肺病
	氮氧化合物	氮氧化物中毒		上岗：慢性阻塞性肺病；慢性间质性肺病；支气管哮喘 在岗：慢性间质性肺病；支气管哮喘
	苯胺	苯的氨基及硝基化合物（不包括三硝基甲苯）中毒	密闭；通风；局部机械排风；洗淋装置；防毒口罩	慢性肝病
	盐酸、硫酸	化学性灼伤	密闭；局部机械排风；喷淋洗眼装置；报警器；防腐蚀护目镜、口罩、工作服、手套、鞋	上岗：牙酸蚀病；支气管哮喘；慢性阻塞性肺病 在岗：慢性阻塞性肺病
		牙酸蚀病		
直接染料合成	二氧化硫	二氧化硫中毒	密闭；通风；局部机械排风；报警器；防毒口罩	上岗：慢性阻塞性肺病；支气管哮喘；慢性间质性肺病 在岗：支气管哮喘；慢性间质性肺病
	光气	光气中毒		慢性阻塞性肺病；支气管哮喘；慢性间质性肺病
	氮氧化合物	氮氧化物中毒		上岗：慢性阻塞性肺病；慢性间质性肺病；支气管哮喘 在岗：慢性间质性肺病；支气管哮喘
	硫化氢	硫化氢中毒		中枢神经系统器质性疾病

续 表

工序	职业病危害因素	可能引起的法定职业病	职业病防护措施	职业禁忌证
直接染料合成	苯胺	苯的氨基及硝基化合物（不包括三硝基甲苯）中毒	密闭；通风；局部机械排风；洗淋装置；防毒口罩	慢性肝病
	对硝基苯胺			
中性染料合成	氨	氨中毒	密闭；通风；局部机械排风；报警器；防毒口罩	上岗：慢性阻塞性肺病；支气管哮喘；慢性间质性肺病 在岗：支气管哮喘；慢性间质性肺病
	铬酸盐	接触性皮炎	密闭；通风；局部机械排风；洗淋装置；防毒口罩	慢性皮肤溃疡；萎缩性鼻炎
蒽醌中间体合成	汞	汞及其化合物中毒	密闭；通风；局部机械排风；洗淋装置；防毒口罩	中枢神经系统器质性疾病；慢性肾脏疾病；已确诊并仍需医学监护的精神障碍性疾病
	苯	苯中毒		上岗：血常规异常（白细胞 < 4×10^9/L 或中性细胞 < 2×10^9/L；血小板 < 8×10^{10}/L）；造血系统疾病 在岗：造血系统疾病
		白血病		
	对苯二酚	接触性皮炎	密闭；通风；局部机械排风；防毒口罩	未规定
	氮氧化合物	氮氧化物中毒	密闭；通风；局部机械排风；报警器；防毒口罩	上岗：慢性阻塞性肺病；慢性间质性肺病；支气管哮喘 在岗：慢性间质性肺病；支气管哮喘

续　表

工序	职业病危害因素	可能引起的法定职业病	职业病防护措施	职业禁忌证
蒽醌中间体合成	盐酸、硫酸、硝酸	化学性灼伤	密闭；局部机械排风；喷淋洗眼装置；报警器；防腐蚀护目镜、口罩、工作服、手套、鞋	上岗：牙酸蚀病；支气管哮喘；慢性阻塞性肺病 在岗：慢性阻塞性肺病
		牙酸蚀病		
胺类中间体合成	氨	氨中毒	密闭；通风；局部机械排风；报警器；防毒口罩	上岗：慢性阻塞性肺病；支气管哮喘；慢性间质性肺病 在岗：支气管哮喘；慢性间质性肺病
	氮氧化合物	氮氧化物中毒		上岗：慢性阻塞性肺病；慢性间质性肺病；支气管哮喘 在岗：慢性间质性肺病；支气管哮喘
	苯	苯中毒	密闭；通风；局部机械排风；洗淋装置；防毒口罩	上岗：血常规异常（白细胞 $< 4\times10^{9}/L$ 或中性细胞 $< 2\times10^{9}/L$；血小板 $< 8\times10^{10}/L$）；造血系统疾病 在岗：造血系统疾病
		白血病		
	甲苯	甲苯中毒		
	硝基苯	苯的氨基及硝基化合物（不包括三硝基甲苯）中毒		慢性肝病
	硝基甲苯			
	苯胺			
	N，N-二甲基苯胺			
	二苯胺			
	对硝基苯胺			

续　表

工序	职业病危害因素	可能引起的法定职业病	职业病防护措施	职业禁忌证
胺类中间体合成	联苯胺	联苯胺所致膀胱癌	密闭；通风；局部机械排风；洗淋装置；防毒口罩	尿脱落细胞检查巴氏分级国际标准≥Ⅳ级
	醚	接触性皮炎		未规定
	甲醇	甲醇中毒		视网膜及神经疾病；中枢神经系统器质性疾病
	盐酸、硫酸、硝酸	化学性灼伤	密闭；局部机械排风；喷淋洗眼装置；报警器；防腐蚀护目镜、口罩、工作服、手套、鞋	上岗：牙酸蚀病；支气管哮喘；慢性阻塞性肺病 在岗：慢性阻塞性肺病
		牙酸蚀病		
酚类中间体合成	对苯二酚	接触性皮炎	密闭；通风；局部机械排风；防毒口罩	未规定
	二氧化硫	二氧化硫中毒	密闭；通风；局部机械排风；报警器；防毒口罩	上岗：慢性阻塞性肺病；支气管哮喘；慢性间质性肺病 在岗：支气管哮喘；慢性间质性肺病
	苯胺	苯的氨基及硝基化合物（不包括三硝基甲苯）中毒	密闭；通风；局部机械排风；洗淋装置；防毒口罩	慢性肝病
	酚	酚中毒		慢性肾脏疾病；严重的皮肤疾病
	盐酸、硫酸	化学性灼伤	密闭；局部机械排风；喷淋洗眼装置；报警器；防腐蚀护目镜、口罩、工作服、手套、鞋	上岗：牙酸蚀病；支气管哮喘；慢性阻塞性肺病 在岗：慢性阻塞性肺病
		牙酸蚀病		

续　表

工序	职业病危害因素	可能引起的法定职业病	职业病防护措施	职业禁忌证
酸类中间体合成	硫化氢	硫化氢中毒	密闭；通风；局部机械排风；报警器；防毒口罩	中枢神经系统器质性疾病
	硝基苯	苯的氨基及硝基化合物（不包括三硝基甲苯）中毒	密闭；通风；局部机械排风；洗淋装置；防毒口罩	慢性肝病
	甲醇	甲醇中毒		视网膜及神经疾病；中枢神经系统器质性疾病
	二氧化硫	二氧化硫中毒	密闭；通风；局部机械排风；报警器；防毒口罩	上岗：慢性阻塞性肺病；支气管哮喘；慢性间质性肺病 在岗：支气管哮喘；慢性间质性肺病
	光气	光气中毒		慢性阻塞性肺病；支气管哮喘；慢性间质性肺病
	氨	氨中毒		上岗：慢性阻塞性肺病；支气管哮喘；慢性间质性肺病 在岗：支气管哮喘；慢性间质性肺病
	氮氧化合物	氮氧化物中毒		上岗：慢性阻塞性肺病；慢性间质性肺病；支气管哮喘 在岗：慢性间质性肺病；支气管哮喘
	一氧化碳	一氧化碳中毒		中枢神经系统器质性疾病

续 表

工序	职业病危害因素	可能引起的法定职业病	职业病防护措施	职业禁忌证
酸类中间体合成	苯胺	苯的氨基及硝基化合物（不包括三硝基甲苯）中毒	密闭；通风；局部机械排风；洗淋装置；防毒口罩	慢性肝病
	硝基甲苯			
	β－萘胺	接触性皮炎		未规定
	盐酸、硫酸、硝酸	化学性灼伤	密闭；局部机械排风；喷淋洗眼装置；报警器；防腐蚀护目镜、口罩、工作服、手套、鞋	上岗：牙酸蚀病；支气管哮喘；慢性阻塞性肺病 在岗：慢性阻塞性肺病
		牙酸蚀病		
酮类中间体合成	苯胺	苯的氨基及硝基化合物（不包括三硝基甲苯）中毒	密闭；通风；局部机械排风；洗淋装置；防毒口罩	慢性肝病
	二苯胺			
	硝酸	化学性灼伤	密闭；局部机械排风；喷淋洗眼装置；报警器；防腐蚀护目镜、口罩、工作服、手套、鞋	上岗：牙酸蚀病；支气管哮喘；慢性阻塞性肺病 在岗：慢性阻塞性肺病
		牙酸蚀病		
硝基中间体合成	氯气	氯气中毒	密闭；通风；局部机械排风；报警器；防毒口罩	上岗：慢性阻塞性肺病；支气管哮喘；慢性间质性肺病 在岗：支气管哮喘；慢性间质性肺病
	二甲苯	二甲苯中毒	密闭；通风；局部机械排风；洗淋装置；防毒口罩	上岗：血常规异常（白细胞 $< 4\times10^9$/L 或中性细胞 $< 2\times10^9$/L；血小板 $< 8\times10^{10}$/L）；造血系统疾病 在岗：造血系统疾病

续 表

工序	职业病危害因素	可能引起的法定职业病	职业病防护措施	职业禁忌证
硝基中间体合成	苯胺	苯的氨基及硝基化合物（不包括三硝基甲苯）中毒	密闭；通风；局部机械排风；洗淋装置；防毒口罩	慢性肝病
	二苯胺			
	甲醇	甲醇中毒		视网膜及神经疾病；中枢神经系统器质性疾病
	盐酸、硫酸、硝酸	化学性灼伤	密闭；局部机械排风；喷淋洗眼装置；报警器；防腐蚀护目镜、口罩、工作服、手套、鞋	上岗：牙酸蚀病；支气管哮喘；慢性阻塞性肺病 在岗：慢性阻塞性肺病
		牙酸蚀病		
其他中间体合成	氯气	氯气中毒	密闭；通风；局部机械排风；报警器；防毒口罩	上岗：慢性阻塞性肺病；支气管哮喘；慢性间质性肺病 在岗：支气管哮喘；慢性间质性肺病
	二氧化硫	二氧化硫中毒		
	硫化氢	硫化氢中毒		中枢神经系统器质性疾病
	氰化氢或氢氰酸	氰及腈类化合物中毒	密闭；通风；局部机械排风；洗淋装置；报警器；防毒口罩	中枢神经系统器质性疾病
	氰化物			
	苯	苯中毒	密闭；通风；局部机械排风；洗淋装置；防毒口罩	上岗：血常规异常（白细胞 $< 4\times10^9/L$ 或中性细胞 $< 2\times10^9/L$；血小板 $< 8\times10^{10}/L$）；造血系统疾病 在岗：造血系统疾病
		白血病		
	甲苯	甲苯中毒		
	甲醛	甲醛中毒		上岗：慢性阻塞性肺病；支气管哮喘；慢性间质性肺病；伴有气道高原反应的过敏性鼻炎 在岗：慢性间质性肺病；伴有气道高原反应的过敏性鼻炎

续 表

工序	职业病危害因素	可能引起的法定职业病	职业病防护措施	职业禁忌证
其他中间体合成	盐酸、硫酸	化学性灼伤	密闭；局部机械排风；喷淋洗眼装置；报警器；防腐蚀护目镜、口罩、工作服、手套、鞋	上岗：牙酸蚀病；支气管哮喘；慢性阻塞性肺病 在岗：慢性阻塞性肺病
		牙酸蚀病		

附表 3.8　合成材料制造业主要工序职业病危害告知信息

工序	职业病危害因素	可能引起的法定职业病	职业病防护措施	职业禁忌证
初级形态塑料及合成树脂制造				
氯乙烯精制	二氯乙烷	二氯乙烷中毒	密闭；通风；局部机械排风；报警器；防毒口罩	慢性肝病；中枢神经系统器质性疾病
	氯乙烯	氯乙烯中毒		慢性肝病；类风湿关节炎
		肝血管肉瘤		
	盐酸	化学性灼伤	密闭；局部机械排风；喷淋洗眼装置；报警器；防腐蚀护目镜、口罩、工作服、手套、鞋	上岗：牙酸蚀病；支气管哮喘；慢性阻塞性肺病 在岗：慢性阻塞性肺病
		牙酸蚀病		
氯乙烯合成	氯化高汞	汞及其化合物中毒	密闭；通风；局部机械排风；防毒口罩	中枢神经系统器质性疾病；慢性肾脏疾病；已确诊并仍需医学监护的精神障碍性疾病
	氯乙烯	氯乙烯中毒		慢性肝病；类风湿关节炎
		肝血管肉瘤		
	盐酸	化学性灼伤	密闭；局部机械排风；喷淋洗眼装置；报警器；防腐蚀护目镜、口罩、工作服、手套、鞋	上岗：牙酸蚀病；支气管哮喘；慢性阻塞性肺病 在岗：慢性阻塞性肺病
		牙酸蚀病		

续　表

工序	职业病危害因素	可能引起的法定职业病	职业病防护措施	职业禁忌证
二氯乙烷裂解	二氯乙烷	二氯乙烷中毒	密闭；通风；局部机械排风；防毒口罩	慢性肝病；中枢神经系统器质性疾病
	氯乙烯	氯乙烯中毒		慢性肝病；类风湿关节炎
		肝血管肉瘤		
	盐酸	化学性灼伤	密闭；局部机械排风；喷淋洗眼装置；报警器；防腐蚀护目镜、口罩、工作服、手套、鞋	上岗：牙酸蚀病；支气管哮喘；慢性阻塞性肺病 在岗：慢性阻塞性肺病
		牙酸蚀病		
	高温	中暑	通风；降温措施；护目镜或面罩；热防护服	未控高血压；未控甲亢症；未控糖尿病；慢性肾炎；癫痫；全身瘢痕面积 ≥ 20%
二氟一氯甲烷裂解	有机氟聚合物单体及其热裂解物	有机氟聚合物单体及其热裂解物中毒	密闭；通风；局部机械排风；报警器；防毒口罩	慢性阻塞性肺病
	盐酸	化学性灼伤	密闭；局部机械排风；喷淋洗眼装置；报警器；防腐蚀护目镜、口罩、工作服、手套、鞋	上岗：牙酸蚀病；支气管哮喘；慢性阻塞性肺病 在岗：慢性阻塞性肺病
		牙酸蚀病		
	甲醇	甲醇中毒	密闭；通风；局部机械排风；洗淋装置；防毒口罩	视网膜及神经疾病；中枢神经系统器质性疾病
二甲基苯酚合成	酚	酚中毒	密闭；通风；局部机械排风；洗淋装置；防毒口罩	慢性肾脏疾病；严重的皮肤疾病
	甲醇	甲醇中毒		视网膜及神经疾病；中枢神经系统器质性疾病

续 表

<table>
<tr><th>工序</th><th>职业病危害因素</th><th>可能引起的法定职业病</th><th>职业病防护措施</th><th>职业禁忌证</th></tr>
<tr><td rowspan="3">三聚甲醛合成</td><td>甲醛</td><td>甲醛中毒</td><td>密闭；通风；局部机械排风；洗淋装置；防毒口罩</td><td>上岗：慢性阻塞性肺病；支气管哮喘；慢性间质性肺病；伴有气道高原反应的过敏性鼻炎
在岗：慢性间质性肺病；伴有气道高原反应的过敏性鼻炎</td></tr>
<tr><td rowspan="2">硫酸</td><td>化学性灼伤</td><td rowspan="2">密闭；局部机械排风；喷淋洗眼装置；报警器；防腐蚀护目镜、口罩、工作服、手套、鞋</td><td rowspan="2">上岗：牙酸蚀病；支气管哮喘；慢性阻塞性肺病
在岗：慢性阻塞性肺病</td></tr>
<tr><td>牙酸蚀病</td></tr>
<tr><td rowspan="3">三氟氯乙烯制备</td><td>磷及其化合物</td><td>磷及其化合物中毒</td><td>密闭；通风；局部机械排风；防毒口罩</td><td>牙本质病变（不含龋齿）；下颌骨疾病；慢性肝病</td></tr>
<tr><td>有机氟聚合物单体及其热裂解物</td><td>有机氟聚合物单体及其热裂解物中毒</td><td>密闭；通风；局部机械排风；报警器；防毒口罩</td><td>慢性阻塞性肺病</td></tr>
<tr><td>甲醇</td><td>甲醇中毒</td><td>密闭；通风；局部机械排风；洗淋装置；防毒口罩</td><td>视网膜及神经疾病；中枢神经系统器质性疾病</td></tr>
<tr><td rowspan="3">三氟三氯乙烷制备</td><td>氟及其化合物</td><td>氟及其无机化合物中毒</td><td>密闭；通风；局部机械排风；防毒口罩</td><td>地方性氟病；骨关节疾病</td></tr>
<tr><td>有机氟聚合物单体及其热裂解物</td><td>有机氟聚合物单体及其热裂解物中毒</td><td rowspan="2">密闭；通风；局部机械排风；报警器；防毒口罩</td><td>慢性阻塞性肺病</td></tr>
<tr><td>氟化氢</td><td>牙酸蚀病</td><td>上岗：牙酸蚀病；支气管哮喘；慢性阻塞性肺病
在岗：慢性阻塞性肺病</td></tr>
</table>

续 表

工序	职业病危害因素	可能引起的法定职业病	职业病防护措施	职业禁忌证
三氟三氯乙烷制备	盐酸	化学性灼伤	密闭；局部机械排风；喷淋洗眼装置；报警器；防腐蚀护目镜、口罩、工作服、手套、鞋	上岗：牙酸蚀病；支气管哮喘；慢性阻塞性肺病 在岗：慢性阻塞性肺病
		牙酸蚀病		
聚三氟乙烯合成	氟及其化合物	氟及其无机化合物中毒	密闭；通风；局部机械排风；防毒口罩	地方性氟病；骨关节疾病
	氟化氢	牙酸蚀病	密闭；通风；局部机械排风；报警器；防毒口罩	上岗：牙酸蚀病；支气管哮喘；慢性阻塞性肺病 在岗：慢性阻塞性肺病
	甲醇	甲醇中毒	密闭；通风；局部机械排风；洗淋装置；防毒口罩	视网膜及神经疾病；中枢神经系统器质性疾病
聚砜单体合成	磷及其化合物	磷及其化合物中毒	密闭；通风；局部机械排风；防毒口罩	牙本质病变（不含龋齿）；下颌骨疾病；慢性肝病
	硫酸二甲酯	硫酸二甲酯中毒	密闭；通风；局部机械排风；洗淋装置；防毒口罩	慢性阻塞性肺病；支气管哮喘
	盐酸、硫酸	化学性灼伤	密闭；局部机械排风；喷淋洗眼装置；报警器；防腐蚀护目镜、口罩、工作服、手套、鞋	上岗：牙酸蚀病；支气管哮喘；慢性阻塞性肺病 在岗：慢性阻塞性肺病
		牙酸蚀病		
聚醚树脂合成	甲苯	甲苯中毒	密闭；通风；局部机械排风；洗淋装置；防毒口罩	上岗：血常规异常（白细胞 $< 4\times10^9$/L 或中性细胞 $< 2\times10^9$/L；血小板 $< 8\times10^{10}$/L）；造血系统疾病 在岗：造血系统疾病

续 表

工序	职业病危害因素	可能引起的法定职业病	职业病防护措施	职业禁忌证
聚酯醚树脂合成	酚	酚中毒	密闭；通风；局部机械排风；洗淋装置；防毒口罩	慢性肾脏疾病；严重的皮肤疾病
	甲醇	甲醇中毒		视网膜及神经疾病；中枢神经系统器质性疾病
聚碳酸酯合成	光气	光气中毒	密闭；通风；局部机械排风；报警器；防毒口罩	慢性阻塞性肺病；支气管哮喘；慢性间质性肺病
	二甲苯	二甲苯中毒	密闭；通风；局部机械排风；防毒口罩	上岗：血常规异常（白细胞 < 4×10^9/L 或中性细胞 < 2×10^9/L；血小板 < 8×10^{10}/L）；造血系统疾病 在岗：造血系统疾病
	酚	酚中毒	密闭；通风；局部机械排风；洗淋装置；防毒口罩	慢性肾脏疾病；严重的皮肤疾病
聚氨酯树脂合成	光气	光气中毒	密闭；通风；局部机械排风；报警器；防毒口罩	慢性阻塞性肺病；支气管哮喘；慢性间质性肺病
	苯胺	苯的氨基及硝基化合物（不包括三硝基甲苯）中毒	密闭；通风；局部机械排风；洗淋装置；防毒口罩	慢性肝病
	二异氰酸甲苯酯	哮喘	密闭；通风；局部机械排风；防毒口罩	支气管哮喘；慢性阻塞性肺病；慢性间质性肺病；伴气道高反应的过敏性鼻炎
聚酰胺树脂合成	硝基苯	苯的氨基及硝基化合物（不包括三硝基甲苯）中毒	密闭；通风；局部机械排风；洗淋装置；防毒口罩	慢性肝病

续　表

工序	职业病危害因素	可能引起的法定职业病	职业病防护措施	职业禁忌证
聚酰胺树脂合成	酚	酚中毒	密闭；通风；局部机械排风；洗淋装置；防毒口罩	慢性肾脏疾病；严重的皮肤疾病
聚甲醛合成	氨	氨中毒	密闭；通风；局部机械排风；报警器；防毒口罩	上岗：慢性阻塞性肺病；支气管哮喘；慢性间质性肺病 在岗：支气管哮喘；慢性间质性肺病
	甲醛	甲醛中毒	密闭；通风；局部机械排风；洗淋装置；防毒口罩	上岗：慢性阻塞性肺病；支气管哮喘；慢性间质性肺病；伴有气道高原反应的过敏性鼻炎 在岗：慢性间质性肺病；伴有气道高原反应的过敏性鼻炎
	汽油	汽油中毒	密闭；通风；局部机械排风；防毒口罩	严重慢性皮肤疾患；多发性周围神经疾病
聚苯醚合成	苯	苯中毒	密闭；通风；局部机械排风；洗淋装置；防毒口罩	上岗：血常规异常（白细胞 < 4×10^9/L 或中性细胞 < 2×10^9/L；血小板 < 8×10^{10}/L）；造血系统疾病 在岗：造血系统疾病
		白血病		
	甲醇	甲醇中毒		视网膜及神经疾病；中枢神经系统器质性疾病
聚芳醚树脂合成	苯	苯中毒	密闭；通风；局部机械排风；洗淋装置；防毒口罩	上岗：血常规异常（白细胞 < 4×10^9/L 或中性细胞 < 2×10^9/L；血小板 < 8×10^{10}/L）；造血系统疾病 在岗：造血系统疾病
		白血病		
	二甲苯	二甲苯中毒		

续 表

工序	职业病危害因素	可能引起的法定职业病	职业病防护措施	职业禁忌证
聚芳醚树脂合成	硝基苯	苯的氨基及硝基化合物（不包括三硝基甲苯）中毒	密闭；通风；局部机械排风；洗淋装置；防毒口罩	慢性肝病
	酚	酚中毒		慢性肾脏疾病；严重的皮肤疾病
	甲醇	甲醇中毒		视网膜及神经疾病；中枢神经系统器质性疾病
离子交换树脂合成	苯	苯中毒	密闭；通风；局部机械排风；洗淋装置；防毒口罩	上岗：血常规异常（白细胞 $< 4\times10^9$/L 或中性细胞 $< 2\times10^9$/L；血小板 $< 8\times10^{10}$/L）；造血系统疾病 在岗：造血系统疾病
		白血病		
	氯甲醚	肺癌	密闭；通风；局部机械排风；报警器；防毒口罩	慢性阻塞性肺病
	硫酸	化学性灼伤	密闭；局部机械排风；喷淋洗眼装置；报警器；防腐蚀护目镜、口罩、工作服、手套、鞋	上岗：牙酸蚀病；支气管哮喘；慢性阻塞性肺病 在岗：慢性阻塞性肺病
		牙酸蚀病		
醇酸树脂合成	苯	苯中毒	密闭；通风；局部机械排风；洗淋装置；防毒口罩	上岗：血常规异常（白细胞 $< 4\times10^9$/L 或中性细胞 $< 2\times10^9$/L；血小板 $< 8\times10^{10}$/L）；造血系统疾病 在岗：造血系统疾病
		白血病		
	甲苯	甲苯中毒		
	二甲苯	二甲苯中毒		
环氧树脂合成	甲苯	甲苯中毒	密闭；通风；局部机械排风；洗淋装置；防毒口罩	上岗：血常规异常（白细胞 $< 4\times10^9$/L 或中性细胞 $< 2\times10^9$/L；血小板 $< 8\times10^{10}$/L）；造血系统疾病 在岗：造血系统疾病

续 表

工序	职业病危害因素	可能引起的法定职业病	职业病防护措施	职业禁忌证
环氧树脂合成	酚	酚中毒	密闭；通风；局部机械排风；洗淋装置；防毒口罩	慢性肾脏疾病；严重的皮肤疾病
	盐酸、硫酸	化学性灼伤	密闭；局部机械排风；喷淋洗眼装置；报警器；防腐蚀护目镜、口罩、工作服、手套、鞋	上岗：牙酸蚀病；支气管哮喘；慢性阻塞性肺病 在岗：慢性阻塞性肺病
		牙酸蚀病		
氨基树脂合成	二甲苯	二甲苯中毒	密闭；通风；局部机械排风；防毒口罩	上岗：血常规异常（白细胞 < 4×10^9/L 或中性细胞 < 2×10^9/L；血小板 < 8×10^{10}/L）；造血系统疾病 在岗：造血系统疾病
	酚	酚中毒	密闭；通风；局部机械排风；洗淋装置；防毒口罩	慢性肾脏疾病；严重的皮肤疾病
	甲醛	甲醛中毒		上岗：慢性阻塞性肺病；支气管哮喘；慢性间质性肺病；伴有气道高原反应的过敏性鼻炎 在岗：慢性间质性肺病；伴有气道高原反应的过敏性鼻炎
氧氯化	氯气	氯气中毒	密闭；通风；局部机械排风；报警器；防毒口罩	上岗：慢性阻塞性肺病；支气管哮喘；慢性间质性肺病 在岗：支气管哮喘；慢性间质性肺病
	盐酸	化学性灼伤	密闭；局部机械排风；喷淋洗眼装置；报警器；防腐蚀护目镜、口罩、工作服、手套、鞋	上岗：牙酸蚀病；支气管哮喘；慢性阻塞性肺病 在岗：慢性阻塞性肺病
		牙酸蚀病		

续 表

工序	职业病危害因素	可能引起的法定职业病	职业病防护措施	职业禁忌证
六氯乙烷制备	氯气	氯气中毒	密闭；通风；局部机械排风；报警器；防毒口罩	上岗：慢性阻塞性肺病；支气管哮喘；慢性间质性肺病 在岗：支气管哮喘；慢性间质性肺病
	三氯乙烯	三氯乙烯中毒	密闭；通风；局部机械排风；防毒口罩	慢性肝病；过敏性皮肤病；中枢神经系统器质性疾病
ABS 树脂成品	丙烯腈	氰及腈类化合物中毒	密闭；通风；局部机械排风；洗淋装置；防毒口罩	中枢神经系统器质性疾病
	高温	中暑	通风；降温措施；护目镜或面罩；热防护服	未控高血压；未控甲亢症；未控糖尿病；慢性肾炎；癫痫；全身瘢痕面积≥ 20%
DAP 制备	氯丙烯	氯丙烯中毒	密闭；通风；局部机械排风；防毒口罩	多发性周围神经疾病
	硫酸	化学性灼伤 牙酸蚀病	密闭；局部机械排风；喷淋洗眼装置；报警器；防腐蚀护目镜、口罩、工作服、手套、鞋	上岗：牙酸蚀病；支气管哮喘；慢性阻塞性肺病 在岗：慢性阻塞性肺病
MMA 酰胺化	氰化氢或氢氰酸	氰及腈类化合物中毒	密闭；通风；局部机械排风；洗淋装置；报警器；防毒口罩	中枢神经系统器质性疾病
	硫酸	化学性灼伤 牙酸蚀病	密闭；局部机械排风；喷淋洗眼装置；报警器；防腐蚀护目镜、口罩、工作服、手套、鞋	上岗：牙酸蚀病；支气管哮喘；慢性阻塞性肺病 在岗：慢性阻塞性肺病
PAPI 合成	光气	光气中毒	密闭；通风；局部机械排风；报警器；防毒口罩	慢性阻塞性肺病；支气管哮喘；慢性间质性肺病

续 表

<table>
<tr><th>工序</th><th>职业病危害因素</th><th>可能引起的法定职业病</th><th>职业病防护措施</th><th>职业禁忌证</th></tr>
<tr><td rowspan="4">PAPI合成</td><td>苯胺</td><td>苯的氨基及硝基化合物（不包括三硝基甲苯）中毒</td><td rowspan="2">密闭；通风；局部机械排风；洗淋装置；防毒口罩</td><td>慢性肝病</td></tr>
<tr><td>甲醛</td><td>甲醛中毒</td><td>上岗：慢性阻塞性肺病；支气管哮喘；慢性间质性肺病；伴有气道高原反应的过敏性鼻炎
在岗：慢性间质性肺病；伴有气道高原反应的过敏性鼻炎</td></tr>
<tr><td rowspan="2">盐酸</td><td>化学性灼伤</td><td rowspan="2">密闭；局部机械排风；喷淋洗眼装置；报警器；防腐蚀护目镜、口罩、工作服、手套、鞋</td><td rowspan="2">上岗：牙酸蚀病；支气管哮喘；慢性阻塞性肺病
在岗：慢性阻塞性肺病</td></tr>
<tr><td>牙酸蚀病</td></tr>
<tr><td rowspan="4">TDI合成</td><td>氯气</td><td>氯气中毒</td><td rowspan="3">密闭；通风；局部机械排风；报警器；防毒口罩</td><td>上岗：慢性阻塞性肺病；支气管哮喘；慢性间质性肺病
在岗：支气管哮喘；慢性间质性肺病</td></tr>
<tr><td>光气</td><td>光气中毒</td><td>慢性阻塞性肺病；支气管哮喘；慢性间质性肺病</td></tr>
<tr><td>一氧化碳</td><td>一氧化碳中毒</td><td>中枢神经系统器质性疾病</td></tr>
<tr><td>甲苯</td><td>甲苯中毒</td><td>密闭；通风；局部机械排风；洗淋装置；防毒口罩</td><td>上岗：血常规异常（白细胞 < 4×10^9/L或中性细胞 < 2×10^9/L；血小板 < 8×10^{10}/L）；造血系统疾病
在岗：造血系统疾病</td></tr>
</table>

续 表

工序	职业病危害因素	可能引起的法定职业病	职业病防护措施	职业禁忌证
TDI合成	硝基甲苯	苯的氨基及硝基化合物（不包括三硝基甲苯）中毒	密闭；通风；局部机械排风；洗淋装置；防毒口罩	慢性肝病
	二硝基甲苯			
	二异氰酸甲苯酯	哮喘	密闭；通风；局部机械排风；防毒口罩	支气管哮喘；慢性阻塞性肺病；慢性间质性肺病；伴气道高反应的过敏性鼻炎
苯乙烯精馏	苯	苯中毒	密闭；通风；局部机械排风；洗淋装置；防毒口罩	上岗：血常规异常（白细胞 < 4×10^{9}/L 或中性细胞 < 2×10^{9}/L；血小板 < 8×10^{10}/L）；造血系统疾病 在岗：造血系统疾病
		白血病		
	甲苯	甲苯中毒		
	二甲苯	二甲苯中毒		
烷基化	苯	苯中毒	密闭；通风；局部机械排风；洗淋装置；防毒口罩	上岗：血常规异常（白细胞 < 4×10^{9}/L 或中性细胞 < 2×10^{9}/L；血小板 < 8×10^{10}/L）；造血系统疾病 在岗：造血系统疾病
		白血病		
	盐酸	化学性灼伤	密闭；局部机械排风；喷淋洗眼装置；报警器；防腐蚀护目镜、口罩、工作服、手套、鞋	上岗：牙酸蚀病；支气管哮喘；慢性阻塞性肺病 在岗：慢性阻塞性肺病
		牙酸蚀病		
乙苯脱氢	苯	苯中毒	密闭；通风；局部机械排风；洗淋装置；防毒口罩	上岗：血常规异常（白细胞 < 4×10^{9}/L 或中性细胞 < 2×10^{9}/L；血小板 < 8×10^{10}/L）；造血系统疾病 在岗：造血系统疾病
		白血病		
	高温	中暑	通风；降温措施；护目镜或面罩；热防护服	未控高血压；未控甲亢症；未控糖尿病；慢性肾炎；癫痫；全身瘢痕面积 ≥ 20%

续 表

工序	职业病危害因素	可能引起的法定职业病	职业病防护措施	职业禁忌证
有机硅合成	甲苯	甲苯中毒	密闭；通风；局部机械排风；洗淋装置；防毒口罩	上岗：血常规异常（白细胞 < 4×10^9/L 或中性细胞 < 2×10^9/L；血小板 < 8×10^{10}/L）；造血系统疾病 在岗：造血系统疾病
	二甲苯	二甲苯中毒		
酚醛缩合	苯胺	苯的氨基及硝基化合物（不包括三硝基甲苯）中毒	密闭；通风；局部机械排风；洗淋装置；防毒口罩	慢性肝病
	酚	酚中毒		慢性肾脏疾病；严重的皮肤疾病
	甲醛	甲醛中毒		上岗：慢性阻塞性肺病；支气管哮喘；慢性间质性肺病；伴有气道高原反应的过敏性鼻炎 在岗：慢性间质性肺病；伴有气道高原反应的过敏性鼻炎
	盐酸	化学性灼伤	密闭；局部机械排风；喷淋洗眼装置；报警器；防腐蚀护目镜、口罩、工作服、手套、鞋	上岗：牙酸蚀病；支气管哮喘；慢性阻塞性肺病 在岗：慢性阻塞性肺病
		牙酸蚀病		
赛璐珞合成	二硝基苯	苯的氨基及硝基化合物（不包括三硝基甲苯）中毒	密闭；通风；局部机械排风；洗淋装置；防毒口罩	慢性肝病
	高温	中暑	通风；降温措施；护目镜或面罩；热防护服	未控高血压；未控甲亢症；未控糖尿病；慢性肾炎；癫痫；全身瘢痕面积 ≥ 20%

续 表

工序	职业病危害因素	可能引起的法定职业病	职业病防护措施	职业禁忌证
赛璐珞合成	噪声	噪声聋	防噪声设施；耳塞（耳罩）	GBZ 188：7.1.1.1（上岗），7.1.2.1（在岗）所列
丙烯溶剂回收	正己烷	正己烷中毒	密闭；通风；局部机械排风；洗淋装置；防毒口罩	多发性周围神经疾病
	甲醇	甲醇中毒		视网膜及神经疾病；中枢神经系统器质性疾病
丙烯酸甲酯合成	甲醇	甲醇中毒	密闭；通风；局部机械排风；洗淋装置；防毒口罩	视网膜及神经疾病；中枢神经系统器质性疾病
	酚	酚中毒		慢性肾脏疾病；严重的皮肤疾病
苯基氯硅烷合成	氯气	氯气中毒	密闭；通风；局部机械排风；报警器；防毒口罩	上岗：慢性阻塞性肺病；支气管哮喘；慢性间质性肺病 在岗：支气管哮喘；慢性间质性肺病
氯乙烯汽提，聚合	氯乙烯	氯乙烯中毒	密闭；通风；局部机械排风；防毒口罩	慢性肝病；类风湿关节炎
		肝血管肉瘤		
二氯乙烷精馏，氧氯化	二氯乙烷	二氯乙烷中毒	密闭；通风；局部机械排风；防毒口罩	慢性肝病；中枢神经系统器质性疾病
聚氨酯合成	二异氰酸甲苯酯	哮喘	密闭；通风；局部机械排风；防毒口罩	支气管哮喘；慢性阻塞性肺病；慢性间质性肺病；伴气道高反应的过敏性鼻炎
甲基氯硅烷合成	四氯化碳	四氯化碳中毒	密闭；通风；局部机械排风；洗淋装置；防毒口罩	慢性肝病

续 表

工序	职业病危害因素	可能引起的法定职业病	职业病防护措施	职业禁忌证
二聚甲醛精制，三氧五环合成	甲醛	甲醛中毒	密闭；通风；局部机械排风；洗淋装置；防毒口罩	上岗：慢性阻塞性肺病；支气管哮喘；慢性间质性肺病；伴有气道高原反应的过敏性鼻炎 在岗：慢性间质性肺病；伴有气道高原反应的过敏性鼻炎
ABS粉料制备，SAN珠料制备，苯乙烯共聚	丙烯腈	氰及腈类化合物中毒	密闭；通风；局部机械排风；洗淋装置；防毒口罩	中枢神经系统器质性疾病
乙苯精馏，苯基氯硅烷合成，DAP制备	苯	苯中毒	密闭；通风；局部机械排风；洗淋装置；防毒口罩	上岗：血常规异常（白细胞 $<4\times10^9$/L或中性细胞 $<2\times10^9$/L；血小板 $<8\times10^{10}$/L）；造血系统疾病 在岗：造血系统疾病
		白血病		
聚砜塑料合成	甲苯	甲苯中毒	密闭；通风；局部机械排风；洗淋装置；防毒口罩	上岗：血常规异常（白细胞 $<4\times10^9$/L或中性细胞 $<2\times10^9$/L；血小板 $<8\times10^{10}$/L）；造血系统疾病 在岗：造血系统疾病
MMA精制	对苯二酚	接触性皮炎	密闭；通风；局部机械排风；防毒口罩	未规定
乙烯淤浆聚合	汽油	汽油中毒	密闭；通风；局部机械排风；防毒口罩	严重慢性皮肤疾患；多发性周围神经疾病

续　表

工序	职业病危害因素	可能引起的法定职业病	职业病防护措施	职业禁忌证
四氟乙烯制备	盐酸	化学性灼伤 牙酸蚀病	密闭；局部机械排风；喷淋洗眼装置；报警器；防腐蚀护目镜、口罩、工作服、手套、鞋	上岗：牙酸蚀病；支气管哮喘；慢性阻塞性肺病 在岗：慢性阻塞性肺病
二氯五环合成，聚丙烯酸酯醇解，MMA制备	甲醇	甲醇中毒	密闭；通风；局部机械排风；洗淋装置；防毒口罩	视网膜及神经疾病；中枢神经系统器质性疾病
苯乙烯聚合、回收，乙烯高压聚合，聚氨酯熟化	高温	中暑	通风；降温措施；护目镜或面罩；热防护服	未控高血压；未控甲亢症；未控糖尿病；慢性肾炎；癫痫；全身瘢痕面积≥20%
合成橡胶制造				
丁苯橡胶聚合	高温	中暑	通风；降温措施；护目镜或面罩；热防护服	未控高血压；未控甲亢症；未控糖尿病；慢性肾炎；癫痫；全身瘢痕面积≥20%
丁腈橡胶聚合	丙烯腈	氰及腈类化合物中毒	密闭；通风；局部机械排风；洗淋装置；防毒口罩	中枢神经系统器质性疾病
氯化橡胶合成	氯气	氯气中毒	密闭；通风；局部机械排风；报警器；防毒口罩	上岗：慢性阻塞性肺病；支气管哮喘；慢性间质性肺病 在岗：支气管哮喘；慢性间质性肺病

续 表

工序	职业病危害因素	可能引起的法定职业病	职业病防护措施	职业禁忌证
氯化橡胶合成	四氯化碳	四氯化碳中毒	密闭；通风；局部机械排风；洗淋装置；防毒口罩	慢性肝病
	盐酸	化学性灼伤 牙酸蚀病	密闭；局部机械排风；喷淋洗眼装置；报警器；防腐蚀护目镜、口罩、工作服、手套、鞋	上岗：牙酸蚀病；支气管哮喘；慢性阻塞性肺病 在岗：慢性阻塞性肺病
氟橡胶合成	氟及其化合物	氟及其无机化合物中毒	密闭；通风；局部机械排风；防毒口罩	地方性氟病；骨关节疾病
	氯气	氯气中毒	密闭；通风；局部机械排风；报警器；防毒口罩	上岗：慢性阻塞性肺病；支气管哮喘；慢性间质性肺病 在岗：支气管哮喘；慢性间质性肺病
	氟化氢	牙酸蚀病		上岗：牙酸蚀病；支气管哮喘；慢性阻塞性肺病 在岗：慢性阻塞性肺病
	有机氟聚合物单体及其热裂解物	有机氟聚合物单体及其热裂解物中毒		慢性阻塞性肺病
	盐酸	化学性灼伤 牙酸蚀病	密闭；局部机械排风；喷淋洗眼装置；报警器；防腐蚀护目镜、口罩、工作服、手套、鞋	上岗：牙酸蚀病；支气管哮喘；慢性阻塞性肺病 在岗：慢性阻塞性肺病
氟硅橡胶合成	氟及其化合物	氟及其无机化合物中毒	密闭；通风；局部机械排风；防毒口罩	地方性氟病；骨关节疾病

续　表

工序	职业病危害因素	可能引起的法定职业病	职业病防护措施	职业禁忌证
氟硅橡胶合成	氟化氢	牙酸蚀病	密闭；通风；局部机械排风；报警器；防毒口罩	上岗：牙酸蚀病；支气管哮喘；慢性阻塞性肺病 在岗：慢性阻塞性肺病
	有机氟聚合物单体及其热裂解物	有机氟聚合物单体及其热裂解物中毒		慢性阻塞性肺病
	四氯化碳	四氯化碳中毒	密闭；通风；局部机械排风；洗淋装置；防毒口罩	慢性肝病
氯丁橡胶合成	氯气	氯气中毒	密闭；通风；局部机械排风；报警器；防毒口罩	上岗：慢性阻塞性肺病；支气管哮喘；慢性间质性肺病 在岗：支气管哮喘；慢性间质性肺病
	苯	苯中毒	密闭；通风；局部机械排风；洗淋装置；防毒口罩	上岗：血常规异常（白细胞 $< 4\times10^9$/L 或中性细胞 $< 2\times10^9$/L；血小板 $< 8\times10^{10}$/L）；造血系统疾病 在岗：造血系统疾病
		白血病		
	氯丁二烯	氯丁二烯中毒		慢性肝病
丁腈橡胶回收	丙烯腈	氰及腈类化合物中毒	密闭；通风；局部机械排风；洗淋装置；防毒口罩	中枢神经系统器质性疾病
乙丙橡胶聚合、回收，顺丁橡胶聚合	电离辐射	职业性放射性疾病	警示、隔离；防放射性护目镜、服装、手套	GBZ 98：4.1~4.12 规定
		白内障		

续 表

工序	职业病危害因素	可能引起的法定职业病	职业病防护措施	职业禁忌证
合成纤维单（聚合）体制造				
对二甲苯氧化，PTA氧化	二甲苯	二甲苯中毒	密闭；通风；局部机械排风；防毒口罩	上岗：血常规异常（白细胞 < 4×10^9/L或中性细胞 < 2×10^9/L；血小板 < 8×10^{10}/L）；造血系统疾病 在岗：造血系统疾病
	电离辐射	职业性放射性疾病	警示、隔离；防放射性护目镜、服装、手套	GBZ 98：4.1~4.12规定
		白内障		
DMT酯化	甲醇	甲醇中毒	密闭；通风；局部机械排风；洗淋装置；防毒口罩	视网膜及神经疾病；中枢神经系统器质性疾病
	电离辐射	职业性放射性疾病	警示、隔离；防放射性护目镜、服装、手套	GBZ 98：4.1~4.12规定
		白内障		
己二胺制备	氯气	氯气中毒	密闭；通风；局部机械排风；报警器；防毒口罩	上岗：慢性阻塞性肺病；支气管哮喘；慢性间质性肺病 在岗：支气管哮喘；慢性间质性肺病
	氨	氨中毒		
	丙烯腈	氰及腈类化合物中毒	密闭；通风；局部机械排风；洗淋装置；防毒口罩	中枢神经系统器质性疾病
	盐酸	化学性灼伤	密闭；局部机械排风；喷淋洗眼装置；报警器；防腐蚀护目镜、口罩、工作服、手套、鞋	上岗：牙酸蚀病；支气管哮喘；慢性阻塞性肺病 在岗：慢性阻塞性肺病
		牙酸蚀病		

续 表

工序	职业病危害因素	可能引起的法定职业病	职业病防护措施	职业禁忌证
丙烯氨氧化	氨	氨中毒	密闭；通风；局部机械排风；报警器；防毒口罩	上岗：慢性阻塞性肺病；支气管哮喘；慢性间质性肺病 在岗：支气管哮喘；慢性间质性肺病
丙烯氨氧化	氰化氢或氢氰酸	氰及腈类化合物中毒	密闭；通风；局部机械排风；洗淋装置；报警器；防毒口罩	中枢神经系统器质性疾病
丙烯氨氧化	丙烯腈	氰及腈类化合物中毒	密闭；通风；局部机械排风；洗淋装置；报警器；防毒口罩	中枢神经系统器质性疾病
丙烯氨氧化	高温	中暑	通风；降温措施；护目镜或面罩；热防护服	未控高血压；未控甲亢症；未控糖尿病；慢性肾炎；癫痫；全身瘢痕面积≥20%
丙烯腈聚合	丙烯腈	氰及腈类化合物中毒	密闭；通风；局部机械排风；洗淋装置；防毒口罩	中枢神经系统器质性疾病
丙烯腈聚合	丙烯酰胺	丙烯酰胺中毒	密闭；通风；局部机械排风；洗淋装置；防毒口罩	多发性周围神经疾病
丙烯腈聚合	二甲基甲酰胺	二甲基甲酰胺中毒	密闭；通风；局部机械排风；洗淋装置；防毒口罩	慢性肝病
丙烯腈精制	氨	氨中毒	密闭；通风；局部机械排风；报警器；防毒口罩	上岗：慢性阻塞性肺病；支气管哮喘；慢性间质性肺病 在岗：支气管哮喘；慢性间质性肺病
丙烯腈精制	氰化氢或氢氰酸	氰及腈类化合物中毒	密闭；通风；局部机械排风；洗淋装置；报警器；防毒口罩	中枢神经系统器质性疾病
丙烯腈精制	丙烯腈	氰及腈类化合物中毒	密闭；通风；局部机械排风；洗淋装置；报警器；防毒口罩	中枢神经系统器质性疾病
己内酰胺制备	氨	氨中毒	密闭；通风；局部机械排风；报警器；防毒口罩	上岗：慢性阻塞性肺病；支气管哮喘；慢性间质性肺病 在岗：支气管哮喘；慢性间质性肺病

续 表

工序	职业病危害因素	可能引起的法定职业病	职业病防护措施	职业禁忌证
己内酰胺制备	苯	苯中毒	密闭；通风；局部机械排风；洗淋装置；防毒口罩	上岗：血常规异常（白细胞 < 4×10^9/L 或中性细胞 < 2×10^9/L；血小板 < 8×10^{10}/L）；造血系统疾病 在岗：造血系统疾病
		白血病		
	甲苯	甲苯中毒		
	四氯化碳	四氯化碳中毒		慢性肝病
	盐酸	化学性灼伤	密闭；局部机械排风；喷淋洗眼装置；报警器；防腐蚀护目镜、口罩、工作服、手套、鞋	上岗：牙酸蚀病；支气管哮喘；慢性阻塞性肺病 在岗：慢性阻塞性肺病
		牙酸蚀病		
己丙酰胺制备	酚	酚中毒	密闭；通风；局部机械排风；洗淋装置；防毒口罩	慢性肾脏疾病；严重的皮肤疾病
	硫酸	化学性灼伤	密闭；局部机械排风；喷淋洗眼装置；报警器；防腐蚀护目镜、口罩、工作服、手套、鞋	上岗：牙酸蚀病；支气管哮喘；慢性阻塞性肺病 在岗：慢性阻塞性肺病
		牙酸蚀病		
硫氰酸钠加成	硫化氢	硫化氢中毒	密闭；通风；局部机械排风；报警器；防毒口罩	中枢神经系统器质性疾病
	氰化物	氰及腈类化合物中毒	密闭；通风；局部机械排风；洗淋装置；报警器；防毒口罩	
聚四氟乙烯裂解、精馏、聚合	有机氟聚合物单体及其热裂解物	有机氟聚合物单体及其热裂解物中毒	密闭；通风；局部机械排风；报警器；防毒口罩	慢性阻塞性肺病

续 表

工序	职业病危害因素	可能引起的法定职业病	职业病防护措施	职业禁忌证
聚酯脱醇、聚合	石棉尘	石棉肺	通风；喷雾；洒水；局部机械除尘；防尘口罩	活动性肺结核病；慢性阻塞性肺病；慢性间质性肺病；伴肺功能损害的疾病
硫氰酸钠精制	硫化氢	硫化氢中毒	密闭；通风；局部机械排风；报警器；防毒口罩	中枢神经系统器质性疾病
DMT 酯交换、精制，醋酸乙烯聚合，聚乙烯醇醇解	甲醇	甲醇中毒	密闭；通风；局部机械排风；洗淋装置；防毒口罩	视网膜及神经疾病；中枢神经系统器质性疾病
PTA 精制，聚酯聚合	电离辐射	职业性放射性疾病	警示、隔离；防放射性护目镜、服装、手套	GBZ 98：4.1~4.12 规定
		白内障		

附表 3.9　专用化学产品制造业主要工序职业病危害告知信息

工序	职业病危害因素	可能引起的法定职业病	职业病防护措施	职业禁忌证
化学试剂和助剂制造				
两步共胶	矽尘	矽肺	通风；喷雾；洒水；湿式作业；局部机械除尘；防尘口罩	活动性肺结核病；慢性阻塞性肺病；慢性间质性肺病；伴肺功能损害的疾病
	硫酸	化学性灼伤	密闭；局部机械排风；喷淋洗眼装置；报警器；防腐蚀护目镜、口罩、工作服、手套、鞋	上岗：牙酸蚀病；支气管哮喘；慢性阻塞性肺病 在岗：慢性阻塞性肺病
		牙酸蚀病		

续 表

工序	职业病危害因素	可能引起的法定职业病	职业病防护措施	职业禁忌证
催化剂干燥	石墨尘	石墨尘肺	通风；喷雾；洒水；湿式作业；局部机械除尘；防尘口罩	活动性肺结核病；慢性阻塞性肺病；慢性间质性肺病；伴肺功能损害的疾病
	高温	中暑	通风；降温措施；护目镜或面罩；热防护服	未控高血压；未控甲亢症；未控糖尿病；慢性肾炎；癫痫；全身瘢痕面积 ≥ 20%
催化剂制备	高温	中暑	通风；降温措施；护目镜或面罩；热防护服	未控高血压；未控甲亢症；未控糖尿病；慢性肾炎；癫痫；全身瘢痕面积 ≥ 20%
	噪声	噪声聋	防噪声设施；耳塞（耳罩）	GBZ 188：7.1.1.1（上岗），7.1.2.1（在岗）所列
光稳定剂合成	磷及其化合物	磷及其化合物中毒	密闭；通风；局部机械排风；防毒口罩	牙本质病变（不含龋齿）；下颌骨疾病；慢性肝病
	氧化锌	金属烟热		未控制的甲状腺功能亢进症
	氯气	氯气中毒	密闭；通风；局部机械排风；报警器；防毒口罩	上岗：慢性阻塞性肺病；支气管哮喘；慢性间质性肺病 在岗：支气管哮喘；慢性间质性肺病
	二氧化硫	二氧化硫中毒		
	硫化氢	硫化氢中毒		中枢神经系统器质性疾病
	甲苯	甲苯中毒	密闭；通风；局部机械排风；洗淋装置；防毒口罩	上岗：血常规异常（白细胞 < 4×10^9/L 或中性细胞 < 2×10^9/L；血小板 < 8×10^{10}/L）；造血系统疾病 在岗：造血系统疾病

续 表

工序	职业病危害因素	可能引起的法定职业病	职业病防护措施	职业禁忌证
光稳定剂合成	酚	酚中毒	密闭；通风；局部机械排风；洗淋装置；防毒口罩	慢性肾脏疾病；严重的皮肤疾病
	甲醛	甲醛中毒		上岗：慢性阻塞性肺病；支气管哮喘；慢性间质性肺病；伴有气道高原反应的过敏性鼻炎 在岗：慢性间质性肺病；伴有气道高原反应的过敏性鼻炎
	硫酸二甲酯	硫酸二甲酯中毒		慢性阻塞性肺病；支气管哮喘
	甲醇	甲醇中毒		视网膜及神经疾病；中枢神经系统器质性疾病
乳化剂合成	苯	苯中毒	密闭；通风；局部机械排风；洗淋装置；防毒口罩	上岗：血常规异常（白细胞 $< 4\times10^9/L$ 或中性细胞 $< 2\times10^9/L$；血小板 $< 8\times10^{10}/L$）；造血系统疾病 在岗：造血系统疾病
		白血病		
	硫酸	化学性灼伤	密闭；局部机械排风；喷淋洗眼装置；报警器；防腐蚀护目镜、口罩、工作服、手套、鞋	上岗：牙酸蚀病；支气管哮喘；慢性阻塞性肺病 在岗：慢性阻塞性肺病
		牙酸蚀病		
引发剂合成	磷及其化合物	磷及其化合物中毒	密闭；通风；局部机械排风；防毒口罩	牙本质病变（不含龋齿）；下颌骨疾病；慢性肝病
	氯气	氯气中毒	密闭；通风；局部机械排风；报警器；防毒口罩	上岗：慢性阻塞性肺病；支气管哮喘；慢性间质性肺病 在岗：支气管哮喘；慢性间质性肺病

续 表

工序	职业病危害因素	可能引起的法定职业病	职业病防护措施	职业禁忌证
引发剂合成	光气	光气中毒	密闭；通风；局部机械排风；报警器；防毒口罩	慢性阻塞性肺病；支气管哮喘；慢性间质性肺病
	氰化物	氰及腈类化合物中毒	密闭；通风；局部机械排风；洗淋装置；报警器；防毒口罩	中枢神经系统器质性疾病
促进剂合成	二硫化碳	二硫化碳中毒	密闭；通风；局部机械排风；洗淋装置；防毒口罩	中枢神经系统器质性疾病；多发性周围神经疾病；视网膜病变
	苯	苯中毒		上岗：血常规异常（白细胞 $< 4\times10^9/L$ 或中性细胞 $< 2\times10^9/L$；血小板 $< 8\times10^{10}/L$）；造血系统疾病 在岗：造血系统疾病
		白血病		
	苯胺	苯的氨基及硝基化合物（不包括三硝基甲苯）中毒	密闭；通风；局部机械排风；洗淋装置；防毒口罩	慢性肝病
	硫酸	化学性灼伤	密闭；局部机械排风；喷淋洗眼装置；报警器；防腐蚀护目镜、口罩、工作服、手套、鞋	上岗：牙酸蚀病；支气管哮喘；慢性阻塞性肺病 在岗：慢性阻塞性肺病
		牙酸蚀病		
ZDC 促进剂合成	氧化锌	金属烟热	密闭；通风；局部机械排风；防毒口罩	未控制的甲状腺功能亢进症
	硫化氢	硫化氢中毒	密闭；通风；局部机械排风；报警器；防毒口罩	中枢神经系统器质性疾病

续 表

工序	职业病危害因素	可能引起的法定职业病	职业病防护措施	职业禁忌证
增塑剂合成	磷及其化合物	磷及其化合物中毒	密闭；通风；局部机械排风；防毒口罩	牙本质病变（不含龋齿）；下颌骨疾病；慢性肝病
	氯气	氯气中毒	密闭；通风；局部机械排风；报警器；防毒口罩	上岗：慢性阻塞性肺病；支气管哮喘；慢性间质性肺病 在岗：支气管哮喘；慢性间质性肺病
	二氧化硫	二氧化硫中毒		
	硫化氢	硫化氢中毒		中枢神经系统器质性疾病
	酚	酚中毒	密闭；通风；局部机械排风；洗淋装置；防毒口罩	慢性肾脏疾病；严重的皮肤疾病
	甲醇	甲醇中毒		视网膜及神经疾病；中枢神经系统器质性疾病
	硫酸	化学性灼伤	密闭；局部机械排风；喷淋洗眼装置；报警器；防腐蚀护目镜、口罩、工作服、手套、鞋	上岗：牙酸蚀病；支气管哮喘；慢性阻塞性肺病 在岗：慢性阻塞性肺病
		牙酸蚀病		
增白剂备料、合成	氰化物	氰及腈类化合物中毒	密闭；通风；局部机械排风；洗淋装置；报警器；防毒口罩	中枢神经系统器质性疾病
	苯胺	苯的氨基及硝基化合物（不包括三硝基甲苯）中毒	密闭；通风；局部机械排风；洗淋装置；防毒口罩	慢性肝病
阻燃剂合成	氯气	氯气中毒	密闭；通风；局部机械排风；报警器；防毒口罩	上岗：慢性阻塞性肺病；支气管哮喘；慢性间质性肺病 在岗：支气管哮喘；慢性间质性肺病

续 表

工序	职业病危害因素	可能引起的法定职业病	职业病防护措施	职业禁忌证
阻燃剂合成	苯	苯中毒	密闭；通风；局部机械排风；洗淋装置；防毒口罩	上岗：血常规异常（白细胞＜4×10^9/L或中性细胞＜2×10^9/L；血小板＜8×10^{10}/L）；造血系统疾病 在岗：造血系统疾病
		白血病		
	硫酸	化学性灼伤	密闭；局部机械排风；喷淋洗眼装置；报警器；防腐蚀护目镜、口罩、工作服、手套、鞋	上岗：牙酸蚀病；支气管哮喘；慢性阻塞性肺病 在岗：慢性阻塞性肺病
		牙酸蚀病		
抗氧化剂合成	甲苯	甲苯中毒	密闭；通风；局部机械排风；洗淋装置；防毒口罩	上岗：血常规异常（白细胞＜4×10^9/L或中性细胞＜2×10^9/L；血小板＜8×10^{10}/L）；造血系统疾病 在岗：造血系统疾病
	酚	酚中毒		慢性肾脏疾病；严重的皮肤疾病
	甲醇	甲醇中毒		视网膜及神经疾病；中枢神经系统器质性疾病
防老剂D合成	苯胺	苯的氨基及硝基化合物（不包括三硝基甲苯）中毒	密闭；通风；局部机械排风；洗淋装置；防毒口罩	慢性肝病
	高温	中暑	通风；降温措施；护目镜或面罩；热防护服	未控高血压；未控甲亢症；未控糖尿病；慢性肾炎；癫痫；全身瘢痕面积≥20%

续 表

工序	职业病危害因素	可能引起的法定职业病	职业病防护措施	职业禁忌证
防老剂RD合成	甲苯	甲苯中毒	密闭；通风；局部机械排风；洗淋装置；防毒口罩	上岗：血常规异常（白细胞 < 4×10^9/L或中性细胞 < 2×10^9/L；血小板 < 8×10^{10}/L）；造血系统疾病 在岗：造血系统疾病
	苯胺	苯的氨基及硝基化合物（不包括三硝基甲苯）中毒		慢性肝病
发泡剂合成	氯气	氯气中毒	密闭；通风；局部机械排风；报警器；防毒口罩	上岗：慢性阻塞性肺病；支气管哮喘；慢性间质性肺病 在岗：支气管哮喘；慢性间质性肺病
	氨	氨中毒		
	二氧化硫	二氧化硫中毒		
	苯	苯中毒	密闭；通风；局部机械排风；洗淋装置；防毒口罩	上岗：血常规异常（白细胞 < 4×10^9/L或中性细胞 < 2×10^9/L；血小板 < 8×10^{10}/L）；造血系统疾病 在岗：造血系统疾病
		白血病		
	硫酸	化学性灼伤	密闭；局部机械排风；喷淋洗眼装置；报警器；防腐蚀护目镜、口罩、工作服、手套、鞋	上岗：牙酸蚀病；支气管哮喘；慢性阻塞性肺病 在岗：慢性阻塞性肺病
		牙酸蚀病		
发孔剂合成	氮氧化合物	氮氧化物中毒	密闭；通风；局部机械排风；报警器；防毒口罩	上岗：慢性阻塞性肺病；慢性间质性肺病；支气管哮喘 在岗：慢性间质性肺病；支气管哮喘

续 表

工序	职业病危害因素	可能引起的法定职业病	职业病防护措施	职业禁忌证
发孔剂合成	甲醛	甲醛中毒	密闭；通风；局部机械排风；洗淋装置；防毒口罩	上岗：慢性阻塞性肺病；支气管哮喘；慢性间质性肺病；伴有气道高原反应的过敏性鼻炎 在岗：慢性间质性肺病；伴有气道高原反应的过敏性鼻炎
	甲醇	甲醇中毒		视网膜及神经疾病；中枢神经系统器质性疾病
硫化剂合成	硫化氢	硫化氢中毒	密闭；通风；局部机械排风；报警器；防毒口罩	中枢神经系统器质性疾病
	苯	苯中毒	密闭；通风；局部机械排风；洗淋装置；防毒口罩	上岗：血常规异常（白细胞 < 4×10^9/L或中性细胞 < 2×10^9/L；血小板 < 8×10^{10}/L）；造血系统疾病 在岗：造血系统疾病
		白血病		
	甲苯	甲苯中毒		
	甲醛	甲醛中毒		上岗：慢性阻塞性肺病；支气管哮喘；慢性间质性肺病；伴有气道高原反应的过敏性鼻炎 在岗：慢性间质性肺病；伴有气道高原反应的过敏性鼻炎
	二氯乙烷	二氯乙烷中毒	密闭；通风；局部机械排风；防毒口罩	慢性肝病；中枢神经系统器质性疾病
	二异氰酸甲苯酯	哮喘		支气管哮喘；慢性阻塞性肺病；慢性间质性肺病；伴气道高反应的过敏性鼻炎

续 表

工序	职业病危害因素	可能引起的法定职业病	职业病防护措施	职业禁忌证
软化剂配制	硫化氢	硫化氢中毒	密闭；通风；局部机械排风；报警器；防毒口罩	中枢神经系统器质性疾病
	沥青	痤疮	密闭；通风；局部机械排风；防毒口罩	未规定
分散剂合成	氟及其化合物	氟及其无机化合物中毒	密闭；通风；局部机械排风；防毒口罩	地方性氟病；骨关节疾病
	甲醇	甲醇中毒	密闭；通风；局部机械排风；洗淋装置；防毒口罩	视网膜及神经疾病；中枢神经系统器质性疾病
	氟化氢	牙酸蚀病	密闭；通风；局部机械排风；报警器；防毒口罩	上岗：牙酸蚀病；支气管哮喘；慢性阻塞性肺病 在岗：慢性阻塞性肺病
热稳定剂合成	铅及其化合物	铅及其化合物中毒（不包括四乙基铅）	密闭；通风；局部机械排风；防毒口罩	中度贫血；卟啉病；多发性周围神经疾病
	镉及其化合物	镉及其化合物中毒		慢性肾脏疾病；骨质疏松症
	磷及其化合物	磷及其化合物中毒		牙本质病变（不含龋齿）；下颌骨疾病；慢性肝病
	氯气	氯气中毒	密闭；通风；局部机械排风；报警器；防毒口罩	上岗：慢性阻塞性肺病；支气管哮喘；慢性间质性肺病 在岗：支气管哮喘；慢性间质性肺病
	氮氧化合物	氮氧化物中毒		上岗：慢性阻塞性肺病；慢性间质性肺病；支气管哮喘 在岗：慢性间质性肺病；支气管哮喘

续　表

工序	职业病危害因素	可能引起的法定职业病	职业病防护措施	职业禁忌证
热稳定剂合成	有机锡	有机锡中毒	密闭；通风；局部机械排风；洗淋装置；防毒口罩	中枢神经系统器质性疾病；钾代谢障碍
	苯	苯中毒		上岗：血常规异常（白细胞 $< 4\times10^9/L$ 或中性细胞 $< 2\times10^9/L$；血小板 $< 8\times10^{10}/L$）；造血系统疾病 在岗：造血系统疾病
		白血病		
	甲醇	甲醇中毒		视网膜及神经疾病；中枢神经系统器质性疾病
	硫酸	化学性灼伤	密闭；局部机械排风；喷淋洗眼装置；报警器；防腐蚀护目镜、口罩、工作服、手套、鞋	上岗：牙酸蚀病；支气管哮喘；慢性阻塞性肺病 在岗：慢性阻塞性肺病
		牙酸蚀病		
其他助剂合成	磷及其化合物	磷及其化合物中毒	密闭；通风；局部机械排风；防毒口罩	牙本质病变（不含龋齿）；下颌骨疾病；慢性肝病
	氯丙烯	氯丙烯中毒		多发性周围神经疾病
	氯气	氯气中毒	密闭；通风；局部机械排风；报警器；防毒口罩	上岗：慢性阻塞性肺病；支气管哮喘；慢性间质性肺病 在岗：支气管哮喘；慢性间质性肺病
	二氧化硫	二氧化硫中毒		
	硫化氢	硫化氢中毒		中枢神经系统器质性疾病
	苯	苯中毒	密闭；通风；局部机械排风；洗淋装置；防毒口罩	上岗：血常规异常（白细胞 $< 4\times10^9/L$ 或中性细胞 $< 2\times10^9/L$；血小板 $< 8\times10^{10}/L$）；造血系统疾病 在岗：造血系统疾病
		白血病		

续 表

工序	职业病危害因素	可能引起的法定职业病	职业病防护措施	职业禁忌证
其他助剂合成	二硝基甲苯	苯的氨基及硝基化合物（不包括三硝基甲苯）中毒	密闭；通风；局部机械排风；洗淋装置；防毒口罩	慢性肝病
	酚	酚中毒		慢性肾脏疾病；严重的皮肤疾病
	甲醇	甲醇中毒		视网膜及神经疾病；中枢神经系统器质性疾病
	甲醛	甲醛中毒		上岗：慢性阻塞性肺病；支气管哮喘；慢性间质性肺病；伴有气道高原反应的过敏性鼻炎 在岗：慢性间质性肺病；伴有气道高原反应的过敏性鼻炎
	硫酸	化学性灼伤	密闭；局部机械排风；喷淋洗眼装置；报警器；防腐蚀护目镜、口罩、工作服、手套、鞋	上岗：牙酸蚀病；支气管哮喘；慢性阻塞性肺病 在岗：慢性阻塞性肺病
		牙酸蚀病		
无机试剂溶解、精制	氟及其化合物	氟及其无机化合物中毒	密闭；通风；局部机械排风；防毒口罩	地方性氟病；骨关节疾病
	氟化氢	牙酸蚀病	密闭；通风；局部机械排风；报警器；防毒口罩	上岗：牙酸蚀病；支气管哮喘；慢性阻塞性肺病 在岗：慢性阻塞性肺病
	二氧化硫	二氧化硫中毒		上岗：慢性阻塞性肺病；支气管哮喘；慢性间质性肺病 在岗：支气管哮喘；慢性间质性肺病

续 表

工序	职业病危害因素	可能引起的法定职业病	职业病防护措施	职业禁忌证
无机试剂溶解、精制	二硫化碳	二硫化碳中毒	密闭；通风；局部机械排风；洗淋装置；防毒口罩	中枢神经系统器质性疾病；多发性周围神经疾病；视网膜病变
无机试剂提纯	铅尘	铅及其化合物中毒（不包括四乙基铅）	密闭；通风；局部机械排风；防毒口罩	中度贫血；卟啉病；多发性周围神经疾病
	氟及其化合物	氟及其无机化合物中毒		地方性氟病；骨关节疾病
	氨	氨中毒	密闭；通风；局部机械排风；报警器；防毒口罩	上岗：慢性阻塞性肺病；支气管哮喘；慢性间质性肺病 在岗：支气管哮喘；慢性间质性肺病
	氮氧化合物	氮氧化物中毒		
	二氧化硫	二氧化硫中毒		
	氟化氢	牙酸蚀病		上岗：牙酸蚀病；支气管哮喘；慢性阻塞性肺病 在岗：慢性阻塞性肺病
	二硫化碳	二硫化碳中毒	密闭；通风；局部机械排风；洗淋装置；防毒口罩	中枢神经系统器质性疾病；多发性周围神经疾病；视网膜病变
	氰及腈类化合物	氰及腈类化合物中毒	密闭；通风；局部机械排风；洗淋装置；报警器；防毒口罩	中枢神经系统器质性疾病
	硝酸	化学性灼伤	密闭；局部机械排风；喷淋洗眼装置；报警器；防腐蚀护目镜、口罩、工作服、手套、鞋	上岗：牙酸蚀病；支气管哮喘；慢性阻塞性肺病 在岗：慢性阻塞性肺病
		牙酸蚀病		
	噪声	噪声聋	防噪声设施；耳塞（耳罩）	GBZ 188：7.1.1.1（上岗），7.1.2.1（在岗）所列

续 表

工序	职业病危害因素	可能引起的法定职业病	职业病防护措施	职业禁忌证
无机试剂备料	铅化合物	铅及其化合物中毒（不包括四乙基铅）	密闭；通风；局部机械排风；防毒口罩	中度贫血；卟啉病；多发性周围神经疾病
	氟及其化合物	氟及其无机化合物中毒		地方性氟病；骨关节疾病
	氯乙烯	氯乙烯中毒		慢性肝病；类风湿关节炎
		肝血管肉瘤		
	氨	氨中毒	密闭；通风；局部机械排风；报警器；防毒口罩	上岗：慢性阻塞性肺病；支气管哮喘；慢性间质性肺病 在岗：支气管哮喘；慢性间质性肺病
	氮氧化合物	氮氧化物中毒	密闭；通风；局部机械排风；报警器；防毒口罩	上岗：慢性阻塞性肺病；慢性间质性肺病；支气管哮喘 在岗：慢性间质性肺病；支气管哮喘
	氟化氢	牙酸蚀病	密闭；局部机械排风；喷淋洗眼装置；报警器；防腐蚀护目镜、口罩、工作服、手套、鞋	上岗：牙酸蚀病；支气管哮喘；慢性阻塞性肺病 在岗：慢性阻塞性肺病
	硝酸	化学性灼伤		
		牙酸蚀病		
无机试剂合成	铅化合物	铅及其化合物中毒（不包括四乙基铅）	密闭；通风；局部机械排风；防毒口罩	中度贫血；卟啉病；多发性周围神经疾病
	氟及其化合物	氟及其无机化合物中毒		地方性氟病；骨关节疾病
	氯乙烯	氯乙烯中毒		慢性肝病；类风湿关节炎
		肝血管肉瘤		

续 表

工序	职业病危害因素	可能引起的法定职业病	职业病防护措施	职业禁忌证
无机试剂合成	氨	氨中毒	密闭；通风；局部机械排风；报警器；防毒口罩	上岗：慢性阻塞性肺病；支气管哮喘；慢性间质性肺病 在岗：支气管哮喘；慢性间质性肺病
	氮氧化合物	氮氧化物中毒		上岗：慢性阻塞性肺病；慢性间质性肺病；支气管哮喘 在岗：慢性间质性肺病；支气管哮喘
	氟化氢	牙酸蚀病		上岗：牙酸蚀病；支气管哮喘；慢性阻塞性肺病 在岗：慢性阻塞性肺病
	四氯化碳	四氯化碳中毒	密闭；通风；局部机械排风；洗淋装置；防毒口罩	慢性肝病
	氰及腈类化合物	氰及腈类化合物中毒	密闭；通风；局部机械排风；洗淋装置；报警器；防毒口罩	中枢神经系统器质性疾病
	硝酸	化学性灼伤	密闭；局部机械排风；喷淋洗眼装置；报警器；防腐蚀护目镜、口罩、工作服、手套、鞋	上岗：牙酸蚀病；支气管哮喘；慢性阻塞性肺病 在岗：慢性阻塞性肺病
		牙酸蚀病		
	噪声	噪声聋	防噪声设施；耳塞（耳罩）	GBZ 188：7.1.1.1（上岗），7.1.2.1（在岗）所列
有机试剂配料	氨	氨中毒	密闭；通风；局部机械排风；报警器；防毒口罩	上岗：慢性阻塞性肺病；支气管哮喘；慢性间质性肺病 在岗：支气管哮喘；慢性间质性肺病

续 表

工序	职业病危害因素	可能引起的法定职业病	职业病防护措施	职业禁忌证
有机试剂配料	苯	苯中毒	密闭；通风；局部机械排风；洗淋装置；防毒口罩	上岗：血常规异常（白细胞 < 4×10^9/L 或中性细胞 < 2×10^9/L；血小板 < 8×10^{10}/L）；造血系统疾病 在岗：造血系统疾病
		白血病		
	硝基苯	苯的氨基及硝基化合物（不包括三硝基甲苯）中毒		慢性肝病
	苯胺			
	丙烯腈	氰及腈类化合物中毒		中枢神经系统器质性疾病
	甲醛	甲醛中毒		上岗：慢性阻塞性肺病；支气管哮喘；慢性间质性肺病；伴有气道高原反应的过敏性鼻炎 在岗：慢性间质性肺病；伴有气道高原反应的过敏性鼻炎
	三氯甲烷	接触性皮炎	密闭；通风；局部机械排风；防毒口罩	未规定
	硫酸、硝酸	化学性灼伤	密闭；局部机械排风；喷淋洗眼装置；报警器；防腐蚀护目镜、口罩、工作服、手套、鞋	上岗：牙酸蚀病；支气管哮喘；慢性阻塞性肺病 在岗：慢性阻塞性肺病
		牙酸蚀病		
有机试剂溶解	氨	氨中毒	密闭；通风；局部机械排风；报警器；防毒口罩	上岗：慢性阻塞性肺病；支气管哮喘；慢性间质性肺病 在岗：支气管哮喘；慢性间质性肺病

续 表

工序	职业病危害因素	可能引起的法定职业病	职业病防护措施	职业禁忌证
有机试剂溶解	硝基苯	苯的氨基及硝基化合物（不包括三硝基甲苯）中毒	密闭；通风；局部机械排风；洗淋装置；防毒口罩	慢性肝病
	硝基甲苯			
	苯胺			
	酚	酚中毒		慢性肾脏疾病；严重的皮肤疾病
	三氯甲烷	接触性皮炎	密闭；通风；局部机械排风；防毒口罩	未规定
	硫酸	化学性灼伤	密闭；局部机械排风；喷淋洗眼装置；报警器；防腐蚀护目镜、口罩、工作服、手套、鞋	上岗：牙酸蚀病；支气管哮喘；慢性阻塞性肺病 在岗：慢性阻塞性肺病
		牙酸蚀病		
	高温	中暑	通风；降温措施；护目镜或面罩；热防护服	未控高血压；未控甲亢症；未控糖尿病；慢性肾炎；癫痫；全身瘢痕面积 ≥ 20%
有机试剂提纯	氨	氨中毒	密闭；通风；局部机械排风；报警器；防毒口罩	上岗：慢性阻塞性肺病；支气管哮喘；慢性间质性肺病 在岗：支气管哮喘；慢性间质性肺病
	苯	苯中毒	密闭；通风；局部机械排风；洗淋装置；防毒口罩	上岗：血常规异常（白细胞 < 4×10^9/L 或中性细胞 < 2×10^9/L；血小板 < 8×10^{10}/L）；造血系统疾病 在岗：造血系统疾病
		白血病		

续 表

工序	职业病危害因素	可能引起的法定职业病	职业病防护措施	职业禁忌证
有机试剂提纯	硝基苯	苯的氨基及硝基化合物（不包括三硝基甲苯）中毒	密闭；通风；局部机械排风；洗淋装置；防毒口罩	慢性肝病
	硝基甲苯			
	苯胺			
	酚	酚中毒		慢性肾脏疾病；严重的皮肤疾病
	四氯化碳	四氯化碳中毒		慢性肝病
	甲醛	甲醛中毒		上岗：慢性阻塞性肺病；支气管哮喘；慢性间质性肺病；伴有气道高原反应的过敏性鼻炎 在岗：慢性间质性肺病；伴有气道高原反应的过敏性鼻炎
	甲醇	甲醇中毒		视网膜及神经疾病；中枢神经系统器质性疾病
	三氯甲烷	接触性皮炎	密闭；通风；局部机械排风；防毒口罩	未规定
	硫酸	化学性灼伤	密闭；局部机械排风；喷淋洗眼装置；报警器；防腐蚀护目镜、口罩、工作服、手套、鞋	上岗：牙酸蚀病；支气管哮喘；慢性阻塞性肺病 在岗：慢性阻塞性肺病
		牙酸蚀病		
	噪声	噪声聋	防噪声设施；耳塞（耳罩）	GBZ 188：7.1.1.1（上岗），7.1.2.1（在岗）所列

续 表

工序	职业病危害因素	可能引起的法定职业病	职业病防护措施	职业禁忌证
有机试剂精制	硝基苯	苯的氨基及硝基化合物（不包括三硝基甲苯）中毒	密闭；通风；局部机械排风；洗淋装置；防毒口罩	慢性肝病
	硝基甲苯			
	苯胺			
	酚	酚中毒		慢性肾脏疾病；严重的皮肤疾病
	三氯甲烷	接触性皮炎	密闭；通风；局部机械排风；防毒口罩	未规定
有机试剂合成	锰化合物	锰及其化合物中毒	密闭；通风；局部机械排风；防毒口罩	中枢神经系统器质性疾病；确诊并需医学监护的精神障碍性疾病
	氯气	氯气中毒	密闭；通风；局部机械排风；报警器；防毒口罩	上岗：慢性阻塞性肺病；支气管哮喘；慢性间质性肺病 在岗：支气管哮喘；慢性间质性肺病
	氨	氨中毒		
	硫化氢	硫化氢中毒		中枢神经系统器质性疾病
	氰及腈类化合物	氰及腈类化合物中毒	密闭；通风；局部机械排风；洗淋装置；报警器；防毒口罩	中枢神经系统器质性疾病
	二硫化碳	二硫化碳中毒	密闭；通风；局部机械排风；洗淋装置；防毒口罩	中枢神经系统器质性疾病；多发性周围神经疾病；视网膜病变
	苯	苯中毒		上岗：血常规异常（白细胞 $<4\times10^9$/L 或中性细胞 $<2\times10^9$/L；血小板 $<8\times10^{10}$/L）；造血系统疾病 在岗：造血系统疾病
		白血病		
	甲苯	甲苯中毒		

续 表

工序	职业病危害因素	可能引起的法定职业病	职业病防护措施	职业禁忌证
有机试剂合成	硝基苯	苯的氨基及硝基化合物（不包括三硝基甲苯）中毒	密闭；通风；局部机械排风；洗淋装置；防毒口罩	慢性肝病
	苯胺			
	甲醛	甲醛中毒		上岗：慢性阻塞性肺病；支气管哮喘；慢性间质性肺病；伴有气道高原反应的过敏性鼻炎 在岗：慢性间质性肺病；伴有气道高原反应的过敏性鼻炎
	甲醇	甲醇中毒		视网膜及神经疾病；中枢神经系统器质性疾病
	硫酸、硝酸	化学性灼伤	密闭；局部机械排风；喷淋洗眼装置；报警器；防腐蚀护目镜、口罩、工作服、手套、鞋	上岗：牙酸蚀病；支气管哮喘；慢性阻塞性肺病 在岗：慢性阻塞性肺病
		牙酸蚀病		
	高温	中暑	通风；降温措施；护目镜或面罩；热防护服	未控高血压；未控甲亢症；未控糖尿病；慢性肾炎；癫痫；全身瘢痕面积≥20%
四乙基铅合成	四乙基铅	四乙基铅中毒	密闭；通风；局部机械排风；洗淋装置；防毒口罩	中枢神经系统器质性疾病；已确认并仍需要医学监护的精神障碍性疾病
焙烧浸渍	氟及其化合物	氟及其无机化合物中毒	密闭；通风；局部机械排风；防毒口罩	地方性氟病；骨关节疾病
防焦剂合成，TMTD氧化	氯气	氯气中毒	密闭；通风；局部机械排风；报警器；防毒口罩	上岗：慢性阻塞性肺病；支气管哮喘；慢性间质性肺病 在岗：支气管哮喘；慢性间质性肺病

续 表

工序	职业病危害因素	可能引起的法定职业病	职业病防护措施	职业禁忌证
MB防老剂氨化	氨	氨中毒	密闭；通风；局部机械排风；报警器；防毒口罩	上岗：慢性阻塞性肺病；支气管哮喘；慢性间质性肺病 在岗：支气管哮喘；慢性间质性肺病
促进剂M合成	硫化氢	硫化氢中毒	密闭；通风；局部机械排风；报警器；防毒口罩	中枢神经系统器质性疾病
DM缩合，TMTD缩合	二硫化碳	二硫化碳中毒	密闭；通风；局部机械排风；洗淋装置；防毒口罩	中枢神经系统器质性疾病；多发性周围神经疾病；视网膜病变
软性剂配制，活性剂合成	二甲苯	二甲苯中毒	密闭；通风；局部机械排风；防毒口罩	上岗：血常规异常（白细胞 < 4×10^9/L或中性细胞 < 2×10^9/L；血小板 < 8×10^{10}/L）；造血系统疾病 在岗：造血系统疾病
中和蒸馏	苯胺	苯的氨基及硝基化合物（不包括三硝基甲苯）中毒	密闭；通风；局部机械排风；洗淋装置；防毒口罩	慢性肝病
阻聚剂合成	二苯胺			
照相试剂	偏二甲基肼	偏二甲基肼中毒	密闭；通风；局部机械排风；洗淋装置；防毒口罩	中枢神经系统器质性疾病
酸化吸滤，DM氧化酸化，防老剂SP合成	硫酸	化学性灼伤	密闭；局部机械排风；喷淋洗眼装置；报警器；防腐蚀护目镜、口罩、工作服、手套、鞋	上岗：牙酸蚀病；支气管哮喘；慢性阻塞性肺病 在岗：慢性阻塞性肺病
		牙酸蚀病		

续 表

工序	职业病危害因素	可能引起的法定职业病	职业病防护措施	职业禁忌证
干燥成型，增白剂精制，MB防老剂还原、缩合	高温	中暑	通风；降温措施；护目镜或面罩；热防护服	未控高血压；未控甲亢症；未控糖尿病；慢性肾炎；癫痫；全身瘢痕面积≥20%
专项化学用品制造				
火柴制浆	炭黑尘	炭黑尘肺	通风；喷雾；洒水；局部机械除尘；防尘口罩	活动性肺结核病；慢性阻塞性肺病；慢性间质性肺病；伴肺功能损害的疾病
火柴制浆	锰尘（烟）	锰及其化合物中毒	密闭；通风；局部机械排风；防毒口罩	中枢神经系统器质性疾病；确诊并需医学监护的精神障碍性疾病
火柴制浆	重铬酸盐（六价铬）	六价铬化合物所致肺癌	密闭；通风；局部机械排风；洗淋装置；防毒口罩	慢性皮肤溃疡；萎缩性鼻炎
火柴制浆	甲醛	甲醛中毒	密闭；通风；局部机械排风；洗淋装置；防毒口罩	上岗：慢性阻塞性肺病；支气管哮喘；慢性间质性肺病；伴有气道高原反应的过敏性鼻炎 在岗：慢性间质性肺病；伴有气道高原反应的过敏性鼻炎
鞋油制备	氨	氨中毒	密闭；通风；局部机械排风；报警器；防毒口罩	上岗：慢性阻塞性肺病；支气管哮喘；慢性间质性肺病 在岗：支气管哮喘；慢性间质性肺病
鞋油制备	汽油	汽油中毒	密闭；通风；局部机械排风；防毒口罩	严重慢性皮肤疾患；多发性周围神经疾病
鞋油制备	松节油	接触性皮炎	密闭；通风；局部机械排风；防毒口罩	未规定

续 表

工序	职业病危害因素	可能引起的法定职业病	职业病防护措施	职业禁忌证
鞋油制备	高温	中暑	通风、降温措施、护目镜或面罩、热防护服	未控高血压；未控甲亢症；未控糖尿病；慢性肾炎；癫痫；全身瘢痕面积≥20%
铝管印刷	二甲苯	二甲苯中毒	密闭；通风；局部机械排风；防毒口罩	上岗：血常规异常（白细胞＜4×10^9/L或中性细胞＜2×10^9/L；血小板＜8×10^{10}/L）；造血系统疾病 在岗：造血系统疾病
	甲醛	甲醛中毒	密闭；通风；局部机械排风；洗淋装置；防毒口罩	上岗：慢性阻塞性肺病；支气管哮喘；慢性间质性肺病；伴有气道高原反应的过敏性鼻炎 在岗：慢性间质性肺病；伴有气道高原反应的过敏性鼻炎
感光材料片基制备	电离辐射	职业性放射性疾病	警示、隔离；防放射性护目镜、服装、手套	GBZ 98：4.1~4.12 规定
		白内障		
	甲醇	甲醇中毒	密闭；通风；局部机械排风；洗淋装置；防毒口罩	视网膜及神经疾病；中枢神经系统器质性疾病
照相乳剂制备、溶化，感光材料涂布	甲苯	甲苯中毒	密闭；通风；局部机械排风；洗淋装置；防毒口罩	上岗：血常规异常（白细胞＜4×10^9/L或中性细胞＜2×10^9/L；血小板＜8×10^{10}/L）；造血系统疾病 在岗：造血系统疾病
	酚	酚中毒		慢性肾脏疾病；严重的皮肤疾病

续 表

工序	职业病危害因素	可能引起的法定职业病	职业病防护措施	职业禁忌证
照相乳剂制备、溶化，感光材料涂布	硫酸二甲酯	硫酸二甲酯中毒	密闭；通风；局部机械排风；洗淋装置；防毒口罩	慢性阻塞性肺病；支气管哮喘
	甲醇	甲醇中毒		视网膜及神经疾病；中枢神经系统器质性疾病
	盐酸	化学性灼伤	密闭；局部机械排风；喷淋洗眼装置；报警器；防腐蚀护目镜、口罩、工作服、手套、鞋	上岗：牙酸蚀病；支气管哮喘；慢性阻塞性肺病 在岗：慢性阻塞性肺病
		牙酸蚀病		
照相明胶制备	盐酸	化学性灼伤	密闭；局部机械排风；喷淋洗眼装置；报警器；防腐蚀护目镜、口罩、工作服、手套、鞋	上岗：牙酸蚀病；支气管哮喘；慢性阻塞性肺病 在岗：慢性阻塞性肺病
		牙酸蚀病		
	二氧化硫	二氧化硫中毒	密闭；通风；局部机械排风；报警器；防毒口罩	上岗：慢性阻塞性肺病；支气管哮喘；慢性间质性肺病 在岗：支气管哮喘；慢性间质性肺病
皂基处理	高温	中暑	通风；降温措施；护目镜或面罩；热防护服	未控高血压；未控甲亢症；未控糖尿病；慢性肾炎；癫痫；全身瘢痕面积 ≥ 20%
	噪声	噪声聋	防噪声设施；耳塞（耳罩）	GBZ 188：7.1.1.1（上岗），7.1.2.1（在岗）所列
二氧化硫制备，三氧化硫制备，液氯气化	高温	中暑	通风；降温措施；护目镜或面罩；热防护服	未控高血压；未控甲亢症；未控糖尿病；慢性肾炎；癫痫；全身瘢痕面积 ≥ 20%

续 表

工序	职业病危害因素	可能引起的法定职业病	职业病防护措施	职业禁忌证
二氧化硫制备，三氧化硫制备，液氯气化	二氧化硫	二氧化硫中毒	密闭；通风；局部机械排风；报警器；防毒口罩	上岗：慢性阻塞性肺病；支气管哮喘；慢性间质性肺病 在岗：支气管哮喘；慢性间质性肺病
照相材料涂布	甲苯	甲苯中毒	密闭；通风；局部机械排风；洗淋装置；防毒口罩	上岗：血常规异常（白细胞 < 4×10^9/L或中性细胞 < 2×10^9/L；血小板 < 8×10^{10}/L）；造血系统疾病 在岗：造血系统疾病
液氯气化	盐酸	化学性灼伤	密闭；局部机械排风；喷淋洗眼装置；报警器；防腐蚀护目镜、口罩、工作服、手套、鞋	上岗：牙酸蚀病；支气管哮喘；慢性阻塞性肺病 在岗：慢性阻塞性肺病
		牙酸蚀病		
油脂备料、皂化，液碱皂化，气化分离，酸化精制，糖油处理，甘油精制，硬脂酸合成、结晶，铝管烘干	高温	中暑	通风；降温措施；护目镜或面罩；热防护服	未控高血压；未控甲亢症；未控糖尿病；慢性肾炎；癫痫；全身瘢痕面积≥20%
铝管压制，肥皂成型，粉剂制备	噪声	噪声聋	防噪声设施；耳塞（耳罩）	GBZ 188：7.1.1.1（上岗），7.1.2.1（在岗）所列

续 表

工序	职业病危害因素	可能引起的法定职业病	职业病防护措施	职业禁忌证
感光材料检验	电离辐射	职业性放射性疾病	警示、隔离；防放射性护目镜、服装、手套	GBZ 98：4.1~4.12 规定
		白内障		
林产化学产品制造				
炭粉漂洗	氯气	氯气中毒	密闭；通风；局部机械排风；报警器；防毒口罩	上岗：慢性阻塞性肺病；支气管哮喘；慢性间质性肺病 在岗：支气管哮喘；慢性间质性肺病
	盐酸	化学性灼伤	密闭；局部机械排风；喷淋洗眼装置；报警器；防腐蚀护目镜、口罩、工作服、手套、鞋	上岗：牙酸蚀病；支气管哮喘；慢性阻塞性肺病 在岗：慢性阻塞性肺病
		牙酸蚀病		
	高温	中暑	通风；降温措施；护目镜或面罩；热防护服	未控高血压；未控甲亢症；未控糖尿病；慢性肾炎；癫痫；全身瘢痕面积≥20%
炭粉干燥，栲胶预处理	高温	中暑	通风；降温措施；护目镜或面罩；热防护服	未控高血压；未控甲亢症；未控糖尿病；慢性肾炎；癫痫；全身瘢痕面积≥20%
	噪声	噪声聋	防噪声设施；耳塞（耳罩）	GBZ 188：7.1.1.1（上岗），7.1.2.1（在岗）所列
木材热解	氨	氨中毒	密闭；通风；局部机械排风；报警器；防毒口罩	上岗：慢性阻塞性肺病；支气管哮喘；慢性间质性肺病 在岗：支气管哮喘；慢性间质性肺病
	氮氧化合物	氮氧化物中毒		上岗：慢性阻塞性肺病；慢性间质性肺病；支气管哮喘 在岗：慢性间质性肺病；支气管哮喘

续 表

工序	职业病危害因素	可能引起的法定职业病	职业病防护措施	职业禁忌证
木材热解	一氧化碳	一氧化碳中毒	密闭；通风；局部机械排风；报警器；防毒口罩	中枢神经系统器质性疾病
	甲醛	甲醛中毒	密闭；通风；局部机械排风；洗淋装置；防毒口罩	上岗：慢性阻塞性肺病；支气管哮喘；慢性间质性肺病；伴有气道高原反应的过敏性鼻炎 在岗：慢性间质性肺病；伴有气道高原反应的过敏性鼻炎
	甲醇	甲醇中毒		视网膜及神经疾病；中枢神经系统器质性疾病
	高温	中暑	通风；降温措施；护目镜或面罩；热防护服	未控高血压；未控甲亢症；未控糖尿病；慢性肾炎；癫痫；全身瘢痕面积≥20%
	噪声	噪声聋	防噪声设施；耳塞（耳罩）	GBZ 188：7.1.1.1（上岗），7.1.2.1（在岗）所列
木屑炭化	氨	氨中毒	密闭；通风；局部机械排风；报警器；防毒口罩	上岗：慢性阻塞性肺病；支气管哮喘；慢性间质性肺病 在岗：支气管哮喘；慢性间质性肺病
	氮氧化合物	氮氧化物中毒		上岗：慢性阻塞性肺病；慢性间质性肺病；支气管哮喘 在岗：慢性间质性肺病；支气管哮喘
	一氧化碳	一氧化碳中毒		中枢神经系统器质性疾病

续 表

工序	职业病危害因素	可能引起的法定职业病	职业病防护措施	职业禁忌证
木屑炭化	甲醛	甲醛中毒	密闭；通风；局部机械排风；洗淋装置；防毒口罩	上岗：慢性阻塞性肺病；支气管哮喘；慢性间质性肺病；伴有气道高原反应的过敏性鼻炎 在岗：慢性间质性肺病；伴有气道高原反应的过敏性鼻炎
	甲醇	甲醇中毒		视网膜及神经疾病；中枢神经系统器质性疾病
	高温	中暑	通风；降温措施；护目镜或面罩；热防护服	未控高血压；未控甲亢症；未控糖尿病；慢性肾炎；癫痫；全身瘢痕面积≥20%
松脂采割，栲胶备料	高温	中暑	通风；降温措施；护目镜或面罩；热防护服	未控高血压；未控甲亢症；未控糖尿病；慢性肾炎；癫痫；全身瘢痕面积≥20%
	森林脑炎病毒	森林脑炎	预防接种疫苗；防护帽、防护服、手套、靴	未规定
松脂加工	松节油	接触性皮炎	密闭；通风；局部机械排风；防毒口罩	未规定
	高温	中暑	通风；降温措施；护目镜或面罩；热防护服	未控高血压；未控甲亢症；未控糖尿病；慢性肾炎；癫痫；全身瘢痕面积≥20%
	噪声	噪声聋	防噪声设施；耳塞（耳罩）	GBZ 188：7.1.1.1（上岗），7.1.2.1（在岗）所列
混合原油分馏，松焦油配制	高温	中暑	通风；降温措施；护目镜或面罩；热防护服	未控高血压；未控甲亢症；未控糖尿病；慢性肾炎；癫痫；全身瘢痕面积≥20%

续 表

工序	职业病危害因素	可能引起的法定职业病	职业病防护措施	职业禁忌证
混合原油分馏，松焦油配制	焦油	光接触性皮炎	密闭；通风；局部机械排风；防毒口罩；皮肤防护剂	未规定
		黑变病		
松明采集	氨	氨中毒	密闭；通风；局部机械排风；报警器；防毒口罩	上岗：慢性阻塞性肺病；支气管哮喘；慢性间质性肺病 在岗：支气管哮喘；慢性间质性肺病
	氮氧化合物	氮氧化物中毒		上岗：慢性阻塞性肺病；慢性间质性肺病；支气管哮喘 在岗：慢性间质性肺病；支气管哮喘
	三硝基甲苯	三硝基甲苯中毒	密闭；通风；局部机械排风；洗淋装置；防毒口罩	慢性肝病；白内障
	高温	中暑	通风；降温措施；护目镜或面罩；热防护服	未控高血压；未控甲亢症；未控糖尿病；慢性肾炎；癫痫；全身瘢痕面积≥20%
	噪声	噪声聋	防噪声设施；耳塞（耳罩）	GBZ 188：7.1.1.1（上岗），7.1.2.1（在岗）所列
	森林脑炎病毒	森林脑炎	预防接种疫苗；防护帽、防护服、手套、靴	未规定
松明加工	汽油	汽油中毒	密闭；通风；局部机械排风；防毒口罩	严重慢性皮肤疾患；多发性周围神经疾病
	高温	中暑	通风；降温措施；护目镜或面罩；热防护服	未控高血压；未控甲亢症；未控糖尿病；慢性肾炎；癫痫；全身瘢痕面积≥20%

续 表

工序	职业病危害因素	可能引起的法定职业病	职业病防护措施	职业禁忌证
松根干馏	氨	氨中毒	密闭；通风；局部机械排风；报警器；防毒口罩	上岗：慢性阻塞性肺病；支气管哮喘；慢性间质性肺病 在岗：支气管哮喘；慢性间质性肺病
	氮氧化合物	氮氧化物中毒		上岗：慢性阻塞性肺病；慢性间质性肺病；支气管哮喘 在岗：慢性间质性肺病；支气管哮喘
	一氧化碳	一氧化碳中毒		中枢神经系统器质性疾病
	甲醇	甲醇中毒	密闭；通风；局部机械排风；洗淋装置；防毒口罩	视网膜及神经疾病；中枢神经系统器质性疾病
	高温	中暑	通风；降温措施；护目镜或面罩；热防护服	未控高血压；未控甲亢症；未控糖尿病；慢性肾炎；癫痫；全身瘢痕面积≥ 20%
	噪声	噪声聋	防噪声设施；耳塞（耳罩）	GBZ 188：7.1.1.1（上岗），7.1.2.1（在岗）所列
水解酒精合成	甲醇	甲醇中毒	密闭；通风；局部机械排风；洗淋装置；防毒口罩	视网膜及神经疾病；中枢神经系统器质性疾病
	高温	中暑	通风；降温措施；护目镜或面罩；热防护服	未控高血压；未控甲亢症；未控糖尿病；慢性肾炎；癫痫；全身瘢痕面积≥ 20%
活性炭洗涤	盐酸	化学性灼伤	密闭；局部机械排风；喷淋洗眼装置；报警器；防腐蚀护目镜、口罩、工作服、手套、鞋	上岗：牙酸蚀病；支气管哮喘；慢性阻塞性肺病 在岗：慢性阻塞性肺病
		牙酸蚀病		

续　表

工序	职业病危害因素	可能引起的法定职业病	职业病防护措施	职业禁忌证
木炭活化，蒸汽制胶，栲胶干燥	高温	中暑	通风；降温措施；护目镜或面罩；热防护服	未控高血压；未控甲亢症；未控糖尿病；慢性肾炎；癫痫；全身瘢痕面积 ≥ 20%
木炭活化备料，活性炭粉碎，炭粉精制，原胶破碎	噪声	噪声聋	防噪声设施；耳塞（耳罩）	GBZ 188：7.1.1.1（上岗），7.1.2.1（在岗）所列
野生果品采摘，菌菇采摘	森林脑炎病毒	森林脑炎	预防接种疫苗；防护帽、防护服、手套、靴	未规定

附表 3.10　日用化学产品·香料、香精制造业主要工序职业病危害告知信息

工序	职业病危害因素	可能引起的法定职业病	职业病防护措施	职业禁忌证
粉剂制备、灌装，香饼压制	滑石尘	滑石尘肺	通风；喷雾；洒水；局部机械除尘；防尘口罩	活动性肺结核病；慢性阻塞性肺病；慢性间质性肺病；伴肺功能损害的疾病
	氧化锌	金属烟热	密闭；通风；局部机械排风；防毒口罩	未控制的甲状腺功能亢进症
花香溶剂萃取	苯	苯中毒	密闭；通风；局部机械排风；洗淋装置；防毒口罩	上岗：血常规异常（白细胞 $< 4\times10^9$/L 或中性细胞 $< 2\times10^9$/L；血小板 $< 8\times10^{10}$/L）；造血系统疾病 在岗：造血系统疾病
		白血病		
	四氯化碳	四氯化碳中毒		慢性肝病
	正己烷	正己烷中毒		多发性周围神经疾病
	醚	接触性皮炎		未规定

续 表

工序	职业病危害因素	可能引起的法定职业病	职业病防护措施	职业禁忌证
硝基麝香合成	甲苯	甲苯中毒	密闭；通风；局部机械排风；洗淋装置；防毒口罩	上岗：血常规异常（白细胞 < 4×10^9/L 或中性细胞 < 2×10^9/L；血小板 < 8×10^{10}/L）；造血系统疾病 在岗：造血系统疾病
	硝基苯	苯的氨基及硝基化合物（不包括三硝基甲苯）中毒		慢性肝病
	硫酸二甲酯	硫酸二甲酯中毒		慢性阻塞性肺病；支气管哮喘
	甲醛	甲醛中毒		上岗：慢性阻塞性肺病；支气管哮喘；慢性间质性肺病；伴有气道高原反应的过敏性鼻炎 在岗：慢性间质性肺病；伴有气道高原反应的过敏性鼻炎
多环麝香合成	甲苯	甲苯中毒	密闭；通风；局部机械排风；洗淋装置；防毒口罩	上岗：血常规异常（白细胞 < 4×10^9/L 或中性细胞 < 2×10^9/L；血小板 < 8×10^{10}/L）；造血系统疾病 在岗：造血系统疾病
	盐酸	化学性灼伤	密闭；局部机械排风；喷淋洗眼装置；报警器；防腐蚀护目镜、口罩、工作服、手套、鞋	上岗：牙酸蚀病；支气管哮喘；慢性阻塞性肺病 在岗：慢性阻塞性肺病
		牙酸蚀病		

续 表

工序	职业病危害因素	可能引起的法定职业病	职业病防护措施	职业禁忌证
醛类香料合成	二氧化硫	二氧化硫中毒	密闭；通风；局部机械排风；报警器；防毒口罩	上岗：慢性阻塞性肺病；支气管哮喘；慢性间质性肺病 在岗：支气管哮喘；慢性间质性肺病
	一氧化碳	一氧化碳中毒		中枢神经系统器质性疾病
	苯	苯中毒	密闭；通风；局部机械排风；洗淋装置；防毒口罩	上岗：血常规异常（白细胞 $< 4\times10^9$/L或中性细胞 $< 2\times10^9$/L；血小板 $< 8\times10^{10}$/L）；造血系统疾病 在岗：造血系统疾病
		白血病		
	甲苯	甲苯中毒		
	酚	酚中毒		慢性肾脏疾病；严重的皮肤疾病
	硫酸二甲酯	硫酸二甲酯中毒		慢性阻塞性肺病；支气管哮喘
	甲醛	甲醛中毒		上岗：慢性阻塞性肺病；支气管哮喘；慢性间质性肺病；伴有气道高原反应的过敏性鼻炎 在岗：慢性间质性肺病；伴有气道高原反应的过敏性鼻炎
	甲醇	甲醇中毒		视网膜及神经疾病；中枢神经系统器质性疾病
	盐酸	化学性灼伤	密闭；局部机械排风；喷淋洗眼装置；报警器；防腐蚀护目镜、口罩、工作服、手套、鞋	上岗：牙酸蚀病；支气管哮喘；慢性阻塞性肺病 在岗：慢性阻塞性肺病
		牙酸蚀病		

续 表

工序	职业病危害因素	可能引起的法定职业病	职业病防护措施	职业禁忌证
烃类香料合成	苯	苯中毒	密闭；通风；局部机械排风；洗淋装置；防毒口罩	上岗：血常规异常（白细胞 < 4×10^9/L 或中性细胞 < 2×10^9/L；血小板 < 8×10^{10}/L）；造血系统疾病 在岗：造血系统疾病
		白血病		
	苯胺	苯的氨基及硝基化合物（不包括三硝基甲苯）中毒		慢性肝病
	甲醛	甲醛中毒		上岗：慢性阻塞性肺病；支气管哮喘；慢性间质性肺病；伴有气道高原反应的过敏性鼻炎 在岗：慢性间质性肺病；伴有气道高原反应的过敏性鼻炎
醇类香料合成	苯	苯中毒	密闭；通风；局部机械排风；洗淋装置；防毒口罩	上岗：血常规异常（白细胞 < 4×10^9/L 或中性细胞 < 2×10^9/L；血小板 < 8×10^{10}/L）；造血系统疾病 在岗：造血系统疾病
		白血病		
	甲醛	甲醛中毒		上岗：慢性阻塞性肺病；支气管哮喘；慢性间质性肺病；伴有气道高原反应的过敏性鼻炎 在岗：慢性间质性肺病；伴有气道高原反应的过敏性鼻炎
	松节油	接触性皮炎	密闭；通风；局部机械排风；防毒口罩	未规定

续 表

工序	职业病危害因素	可能引起的法定职业病	职业病防护措施	职业禁忌证
酮类香料合成	苯	苯中毒	密闭；通风；局部机械排风；洗淋装置；防毒口罩	上岗：血常规异常（白细胞 < 4×10^9/L 或中性细胞 < 2×10^9/L；血小板 < 8×10^{10}/L）；造血系统疾病 在岗：造血系统疾病
		白血病		
	甲苯	甲苯中毒		
	酚	酚中毒		慢性肾脏疾病；严重的皮肤疾病
	盐酸	化学性灼伤	密闭；局部机械排风；喷淋洗眼装置；报警器；防腐蚀护目镜、口罩、工作服、手套、鞋	上岗：牙酸蚀病；支气管哮喘；慢性阻塞性肺病 在岗：慢性阻塞性肺病
		牙酸蚀病		
酯类香料合成	甲苯	甲苯中毒	密闭；通风；局部机械排风；洗淋装置；防毒口罩	上岗：血常规异常（白细胞 < 4×10^9/L 或中性细胞 < 2×10^9/L；血小板 < 8×10^{10}/L）；造血系统疾病 在岗：造血系统疾病
	甲醇	甲醇中毒		视网膜及神经疾病；中枢神经系统器质性疾病
	盐酸	化学性灼伤	密闭；局部机械排风；喷淋洗眼装置；报警器；防腐蚀护目镜、口罩、工作服、手套、鞋	上岗：牙酸蚀病；支气管哮喘；慢性阻塞性肺病 在岗：慢性阻塞性肺病
		牙酸蚀病		
含氮类香料合成	二硝基甲苯	苯的氨基及硝基化合物（不包括三硝基甲苯）中毒	密闭；通风；局部机械排风；洗淋装置；防毒口罩	慢性肝病
	甲醇	甲醇中毒		视网膜及神经疾病；中枢神经系统器质性疾病

续 表

工序	职业病危害因素	可能引起的法定职业病	职业病防护措施	职业禁忌证
含氮类香料合成	盐酸	化学性灼伤	密闭；局部机械排风；喷淋洗眼装置；报警器；防腐蚀护目镜、口罩、工作服、手套、鞋	上岗：牙酸蚀病；支气管哮喘；慢性阻塞性肺病 在岗：慢性阻塞性肺病
		牙酸蚀病		
醚类香料合成	酚	酚中毒	密闭；通风；局部机械排风；洗淋装置；防毒口罩	慢性肾脏疾病；严重的皮肤疾病
	硫酸二甲酯	硫酸二甲酯中毒		慢性阻塞性肺病；支气管哮喘
	甲醇	甲醇中毒		视网膜及神经疾病；中枢神经系统器质性疾病
醚类香料合成	松节油	接触性皮炎	密闭；通风；局部机械排风；防毒口罩	未规定
三氧化硫制备	钒及其化合物	钒及其化合物中毒	密闭；通风；局部机械排风；防毒口罩	慢性阻塞性肺病
	二氧化硫	二氧化硫中毒	密闭；通风；局部机械排风；报警器；防毒口罩	上岗：慢性阻塞性肺病；支气管哮喘；慢性间质性肺病 在岗：支气管哮喘；慢性间质性肺病
磺氯酰化	氯气	氯气中毒	密闭；通风；局部机械排风；报警器；防毒口罩	上岗：慢性阻塞性肺病；支气管哮喘；慢性间质性肺病 在岗：支气管哮喘；慢性间质性肺病
	二氧化硫	二氧化硫中毒		上岗：慢性阻塞性肺病；支气管哮喘；慢性间质性肺病 在岗：支气管哮喘；慢性间质性肺病

续 表

工序	职业病危害因素	可能引起的法定职业病	职业病防护措施	职业禁忌证
液氯气化	氯气	氯气中毒	密闭；通风；局部机械排风；报警器；防毒口罩	上岗：慢性阻塞性肺病；支气管哮喘；慢性间质性肺病 在岗：支气管哮喘；慢性间质性肺病
磺化中和	二氧化硫	二氧化硫中毒	密闭；通风；局部机械排风；报警器；防毒口罩	上岗：慢性阻塞性肺病；支气管哮喘；慢性间质性肺病 在岗：支气管哮喘；慢性间质性肺病
羧酸/酯类香料合成	甲苯	甲苯中毒	密闭；通风；局部机械排风；洗淋装置；防毒口罩	上岗：血常规异常（白细胞 $< 4\times10^9$/L或中性细胞 $< 2\times10^9$/L；血小板 $< 8\times10^{10}$/L）；造血系统疾病 在岗：造血系统疾病
酚类香料合成	硫酸二甲酯	硫酸二甲酯中毒	密闭；通风；局部机械排风；洗淋装置；防毒口罩	慢性阻塞性肺病；支气管哮喘
卤素香料合成	三氯甲烷	接触性皮炎	密闭；通风；局部机械排风；防毒口罩	未规定
花香气体萃取	四氯化碳	四氯化碳中毒	密闭；通风；局部机械排风；洗淋装置；防毒口罩	慢性肝病
天然香料蒸馏	高温	中暑	通风；降温措施；护目镜或面罩；热防护服	未控高血压；未控甲亢症；未控糖尿病；慢性肾炎；癫痫；全身瘢痕面积 $\geqslant 20\%$

附表 3.11　化学药品原料药制造业主要工序职业病危害告知信息

工序	职业病危害因素	可能引起的法定职业病	职业病防护措施	职业禁忌证
汞制剂制取	汞	汞及其化合物中毒	密闭；通风；局部机械排风；洗淋装置；防毒口罩	中枢神经系统器质性疾病；慢性肾脏疾病；已确诊并仍需医学监护的精神障碍性疾病
	砷化氢	砷化氢中毒	密闭；通风；局部机械排风；报警器；防毒口罩	慢性肾脏疾病；血清葡萄糖 –6– 磷酸脱氢酶缺乏症
	硝酸	化学性灼伤	密闭；局部机械排风；喷淋洗眼装置；报警器；防腐蚀护目镜、口罩、工作服、手套、鞋	上岗：牙酸蚀病；支气管哮喘；慢性阻塞性肺病 在岗：慢性阻塞性肺病
		牙酸蚀病		
合成药还原	氨	氨中毒	密闭；通风；局部机械排风；报警器；防毒口罩	上岗：慢性阻塞性肺病；支气管哮喘；慢性间质性肺病 在岗：支气管哮喘；慢性间质性肺病
	汞化合物	汞及其化合物中毒	密闭；通风；局部机械排风；洗淋装置；防毒口罩	中枢神经系统器质性疾病；慢性肾脏疾病；已确诊并仍需医学监护的精神障碍性疾病
	苯	苯中毒		上岗：血常规异常（白细胞 $< 4\times10^{9}/L$ 或中性细胞 $< 2\times10^{9}/L$；血小板 $< 8\times10^{10}/L$）；造血系统疾病 在岗：造血系统疾病
		白血病		
	硝基苯	苯的氨基及硝基化合物（不包括三硝基甲苯）中毒		慢性肝病
	苯胺			

续 表

工序	职业病危害因素	可能引起的法定职业病	职业病防护措施	职业禁忌证
合成药还原	甲醇	甲醇中毒	密闭；通风；局部机械排风；洗淋装置；防毒口罩	视网膜及神经疾病；中枢神经系统器质性疾病
	三氯甲烷	接触性皮炎	密闭；通风；局部机械排风；防毒口罩	未规定
	硫酸	化学性灼伤	密闭；局部机械排风；喷淋洗眼装置；报警器；防腐蚀护目镜、口罩、工作服、手套、鞋	上岗：牙酸蚀病；支气管哮喘；慢性阻塞性肺病 在岗：慢性阻塞性肺病
		牙酸蚀病		
合成药消除	磷及其化合物	磷及其化合物中毒	密闭；通风；局部机械排风；防毒口罩	牙本质病变（不含龋齿）；下颌骨疾病；慢性肝病
	二氯乙烷	二氯乙烷中毒		慢性肝病；中枢神经系统器质性疾病
	对苯二酚	接触性皮炎		未规定
	汞化合物	汞及其化合物中毒	密闭；通风；局部机械排风；洗淋装置；防毒口罩	中枢神经系统器质性疾病；慢性肾脏疾病；已确诊并仍需医学监护的精神障碍性疾病
	苯	苯中毒		上岗：血常规异常（白细胞 $< 4\times10^9$/L 或中性细胞 $< 2\times10^9$/L；血小板 $< 8\times10^{10}$/L）；造血系统疾病 在岗：造血系统疾病
		白血病		
	四氯化碳	四氯化碳中毒		慢性肝病

续 表

工序	职业病危害因素	可能引起的法定职业病	职业病防护措施	职业禁忌证
合成药消除	甲醛	甲醛中毒	密闭；通风；局部机械排风；洗淋装置；防毒口罩	上岗：慢性阻塞性肺病；支气管哮喘；慢性间质性肺病；伴有气道高原反应的过敏性鼻炎 在岗：慢性间质性肺病；伴有气道高原反应的过敏性鼻炎
	甲醇	甲醇中毒		视网膜及神经疾病；中枢神经系统器质性疾病
	高温	中暑	通风；降温措施；护目镜或面罩；热防护服	未控高血压；未控甲亢症；未控糖尿病；慢性肾炎；癫痫；全身瘢痕面积≥20%
合成药氧化	钒及其化合物	钒及其化合物中毒	密闭；通风；局部机械排风；防毒口罩	慢性阻塞性肺病
	三氯甲烷	接触性皮炎		未规定
	氯气	氯气中毒	密闭；通风；局部机械排风；报警器；防毒口罩	上岗：慢性阻塞性肺病；支气管哮喘；慢性间质性肺病 在岗：支气管哮喘；慢性间质性肺病
	氨	氨中毒		
	苯	苯中毒	密闭；通风；局部机械排风；洗淋装置；防毒口罩	上岗：血常规异常（白细胞 $< 4\times10^9/L$ 或中性细胞 $< 2\times10^9/L$；血小板 $< 8\times10^{10}/L$）；造血系统疾病 在岗：造血系统疾病
		白血病		
	甲苯	甲苯中毒		
	二甲苯	二甲苯中毒		
	硝基甲苯	苯的氨基及硝基化合物（不包括三硝基甲苯）中毒		慢性肝病

续 表

工序	职业病危害因素	可能引起的法定职业病	职业病防护措施	职业禁忌证
合成药氧化	重铬酸盐（六价铬）	六价铬化合物所致肺癌	密闭；通风；局部机械排风；洗淋装置；防毒口罩	慢性皮肤溃疡；萎缩性鼻炎
	甲醇	甲醇中毒		视网膜及神经疾病；中枢神经系统器质性疾病
	硫酸、硝酸	化学性灼伤	密闭；局部机械排风；喷淋洗眼装置；报警器；防腐蚀护目镜、口罩、工作服、手套、鞋	上岗：牙酸蚀病；支气管哮喘；慢性阻塞性肺病 在岗：慢性阻塞性肺病
		牙酸蚀病		
合成药催化氧化	锰化合物	锰及其化合物中毒	密闭；通风；局部机械排风；防毒口罩	中枢神经系统器质性疾病；确诊并需医学监护的精神障碍性疾病
	钒及其化合物	钒及其化合物中毒		慢性阻塞性肺病
	甲苯	甲苯中毒	密闭；通风；局部机械排风；洗淋装置；防毒口罩	上岗：血常规异常（白细胞 < 4×10^9/L 或中性细胞 < 2×10^9/L；血小板 < 8×10^{10}/L）；造血系统疾病 在岗：造血系统疾病
	二甲苯	二甲苯中毒		
	甲醇	甲醇中毒		视网膜及神经疾病；中枢神经系统器质性疾病
合成药催化氢化	苯	苯中毒	密闭；通风；局部机械排风；洗淋装置；防毒口罩	上岗：血常规异常（白细胞 < 4×10^9/L 或中性细胞 < 2×10^9/L；血小板 < 8×10^{10}/L）；造血系统疾病 在岗：造血系统疾病
		白血病		

续 表

工序	职业病危害因素	可能引起的法定职业病	职业病防护措施	职业禁忌证
合成药催化氢化	甲醛	甲醛中毒	密闭；通风；局部机械排风；洗淋装置；防毒口罩	上岗：慢性阻塞性肺病；支气管哮喘；慢性间质性肺病；伴有气道高原反应的过敏性鼻炎 在岗：慢性间质性肺病；伴有气道高原反应的过敏性鼻炎
	二甲基甲酰胺	二甲基甲酰胺中毒		慢性肝病
	甲醇	甲醇中毒		视网膜及神经疾病；中枢神经系统器质性疾病
	硫酸	化学性灼伤	密闭；局部机械排风；喷淋洗眼装置；报警器；防腐蚀护目镜、口罩、工作服、手套、鞋	上岗：牙酸蚀病；支气管哮喘；慢性阻塞性肺病 在岗：慢性阻塞性肺病
		牙酸蚀病		
合成药加成	锰化合物	锰及其化合物中毒	密闭；通风；局部机械排风；防毒口罩	中枢神经系统器质性疾病；确诊并需医学监护的精神障碍性疾病
	氯丙烯	氯丙烯中毒		多发性周围神经疾病
	三氯乙烯	三氯乙烯中毒		慢性肝病；过敏性皮肤病；中枢神经系统器质性疾病
	氯气	氯气中毒	密闭；通风；局部机械排风；报警器；防毒口罩	上岗：慢性阻塞性肺病；支气管哮喘；慢性间质性肺病 在岗：支气管哮喘；慢性间质性肺病
	氨	氨中毒		
	二氧化硫	二氧化硫中毒		
	硫化氢	硫化氢中毒		中枢神经系统器质性疾病
	氰化物	氰及腈类化合物中毒	密闭；通风；局部机械排风；洗淋装置；报警器；防毒口罩	
	丙烯腈			

续 表

工序	职业病危害因素	可能引起的法定职业病	职业病防护措施	职业禁忌证
合成药加成	苯	苯中毒 白血病	密闭；通风；局部机械排风；洗淋装置；防毒口罩	上岗：血常规异常（白细胞 < 4×10^9/L 或中性细胞 < 2×10^9/L；血小板 < 8×10^{10}/L）；造血系统疾病 在岗：造血系统疾病
	甲苯	甲苯中毒		
	二甲苯	二甲苯中毒		
	四氯化碳	四氯化碳中毒		慢性肝病
	溴甲烷	溴甲烷中毒		中枢神经系统器质性疾病
	二甲基甲酰胺	二甲基甲酰胺中毒		慢性肝病
	甲醛	甲醛中毒		上岗：慢性阻塞性肺病；支气管哮喘；慢性间质性肺病；伴有气道高原反应的过敏性鼻炎 在岗：慢性间质性肺病；伴有气道高原反应的过敏性鼻炎
	甲醇	甲醇中毒		视网膜及神经疾病；中枢神经系统器质性疾病
	硫酸	化学性灼伤 牙酸蚀病	密闭；局部机械排风；喷淋洗眼装置；报警器；防腐蚀护目镜、口罩、工作服、手套、鞋	上岗：牙酸蚀病；支气管哮喘；慢性阻塞性肺病 在岗：慢性阻塞性肺病
合成药卤化	磷及其化合物	磷及其化合物中毒	密闭；通风；局部机械排风；防毒口罩	牙本质病变（不含龋齿）；下颌骨疾病；慢性肝病
	二氯乙烷	二氯乙烷中毒		慢性肝病；中枢神经系统器质性疾病
	三氯甲烷	接触性皮炎		未规定

续 表

<table>
<tr><th>工序</th><th>职业病危害因素</th><th>可能引起的法定职业病</th><th>职业病防护措施</th><th>职业禁忌证</th></tr>
<tr><td rowspan="16">合成药卤化</td><td>三氯乙烯</td><td>三氯乙烯中毒</td><td>密闭；通风；局部机械排风；防毒口罩</td><td>慢性肝病；过敏性皮肤病；中枢神经系统器质性疾病</td></tr>
<tr><td>氯气</td><td>氯气中毒</td><td rowspan="2">密闭；通风；局部机械排风；报警器；防毒口罩</td><td rowspan="2">上岗：慢性阻塞性肺病；支气管哮喘；慢性间质性肺病
在岗：支气管哮喘；慢性间质性肺病</td></tr>
<tr><td>氨</td><td>氨中毒</td></tr>
<tr><td rowspan="2">苯</td><td>苯中毒</td><td rowspan="11">密闭；通风；局部机械排风；洗淋装置；防毒口罩</td><td rowspan="4">上岗：血常规异常（白细胞 $< 4\times10^9/L$ 或中性细胞 $< 2\times10^9/L$；血小板 $< 8\times10^{10}/L$）；造血系统疾病
在岗：造血系统疾病</td></tr>
<tr><td>白血病</td></tr>
<tr><td>甲苯</td><td>甲苯中毒</td></tr>
<tr><td>二甲苯</td><td>二甲苯中毒</td></tr>
<tr><td>多氯苯</td><td>痤疮</td><td>未规定</td></tr>
<tr><td>硝基甲苯</td><td rowspan="2">苯的氨基及硝基化合物（不包括三硝基甲苯）中毒</td><td rowspan="3">慢性肝病</td></tr>
<tr><td>N，N-二甲基苯胺</td></tr>
<tr><td>四氯化碳</td><td>四氯化碳中毒</td></tr>
<tr><td>硫酸二甲酯</td><td>硫酸二甲酯中毒</td><td>慢性阻塞性肺病；支气管哮喘</td></tr>
<tr><td>二甲基甲酰胺</td><td>二甲基甲酰胺中毒</td><td>慢性肝病</td></tr>
<tr><td>甲醇</td><td>甲醇中毒</td><td>视网膜及神经疾病；中枢神经系统器质性疾病</td></tr>
<tr><td rowspan="2">硫酸</td><td>化学性灼伤</td><td rowspan="2">密闭；局部机械排风；喷淋洗眼装置；报警器；防腐蚀护目镜、口罩、工作服、手套、鞋</td><td rowspan="2">上岗：牙酸蚀病；支气管哮喘；慢性阻塞性肺病
在岗：慢性阻塞性肺病</td></tr>
<tr><td>牙酸蚀病</td></tr>
</table>

续　表

<table>
<tr><th>工序</th><th>职业病危害因素</th><th>可能引起的法定职业病</th><th>职业病防护措施</th><th>职业禁忌证</th></tr>
<tr><td rowspan="11">合成药酰化</td><td>磷及其化合物</td><td>磷及其化合物中毒</td><td rowspan="3">密闭；通风；局部机械排风；防毒口罩</td><td>牙本质病变（不含龋齿）；下颌骨疾病；慢性肝病</td></tr>
<tr><td>二氯乙烷</td><td>二氯乙烷中毒</td><td>慢性肝病；中枢神经系统器质性疾病</td></tr>
<tr><td>三氯甲烷</td><td>接触性皮炎</td><td>未规定</td></tr>
<tr><td>光气</td><td>光气中毒</td><td rowspan="2">密闭；通风；局部机械排风；报警器；防毒口罩</td><td>慢性阻塞性肺病；支气管哮喘；慢性间质性肺病</td></tr>
<tr><td>氨</td><td>氨中毒</td><td>上岗：慢性阻塞性肺病；支气管哮喘；慢性间质性肺病
在岗：支气管哮喘；慢性间质性肺病</td></tr>
<tr><td rowspan="2">苯</td><td>苯中毒</td><td rowspan="7">密闭；通风；局部机械排风；洗淋装置；防毒口罩</td><td rowspan="3">上岗：血常规异常（白细胞 < 4×10^9/L 或中性细胞 < 2×10^9/L；血小板 < 8×10^{10}/L）；造血系统疾病
在岗：造血系统疾病</td></tr>
<tr><td>白血病</td></tr>
<tr><td>甲苯</td><td>甲苯中毒</td></tr>
<tr><td>硝基苯</td><td>苯的氨基及硝基化合物（不包括三硝基甲苯）中毒</td><td>慢性肝病</td></tr>
<tr><td>硫酸二甲酯</td><td>硫酸二甲酯中毒</td><td>慢性阻塞性肺病；支气管哮喘</td></tr>
<tr><td>甲醇</td><td>甲醇中毒</td><td>视网膜及神经疾病；中枢神经系统器质性疾病</td></tr>
</table>

续 表

工序	职业病危害因素	可能引起的法定职业病	职业病防护措施	职业禁忌证
合成药酰化	硫酸	化学性灼伤	密闭；局部机械排风；喷淋洗眼装置；报警器；防腐蚀护目镜、口罩、工作服、手套、鞋	上岗：牙酸蚀病；支气管哮喘；慢性阻塞性肺病 在岗：慢性阻塞性肺病
		牙酸蚀病		
合成药酯化	磷及其化合物	磷及其化合物中毒	密闭；通风；局部机械排风；防毒口罩	牙本质病变（不含龋齿）；下颌骨疾病；慢性肝病
	三氯乙烯	三氯乙烯中毒		慢性肝病；过敏性皮肤病；中枢神经系统器质性疾病
	三氯甲烷	接触性皮炎		未规定
	氨	氨中毒	密闭；通风；局部机械排风；报警器；防毒口罩	上岗：慢性阻塞性肺病；支气管哮喘；慢性间质性肺病 在岗：支气管哮喘；慢性间质性肺病
	苯	苯中毒	密闭；通风；局部机械排风；洗淋装置；防毒口罩	上岗：血常规异常（白细胞 $< 4 \times 10^9/L$ 或中性细胞 $< 2 \times 10^9/L$；血小板 $< 8 \times 10^{10}/L$）；造血系统疾病 在岗：造血系统疾病
		白血病		
	甲苯	甲苯中毒		
	二甲苯	二甲苯中毒		
	酚	酚中毒		慢性肾脏疾病；严重的皮肤疾病
	二甲基甲酰胺	二甲基甲酰胺中毒		慢性肝病
	甲醛	甲醛中毒	密闭；通风；局部机械排风；洗淋装置；防毒口罩	上岗：慢性阻塞性肺病；支气管哮喘；慢性间质性肺病；伴有气道高原反应的过敏性鼻炎 在岗：慢性间质性肺病；伴有气道高原反应的过敏性鼻炎

续 表

工序	职业病危害因素	可能引起的法定职业病	职业病防护措施	职业禁忌证
合成药酯化	甲醇	甲醇中毒	密闭；通风；局部机械排风；洗淋装置；防毒口罩	视网膜及神经疾病；中枢神经系统器质性疾病
	硫酸、硝酸	化学性灼伤 牙酸蚀病	密闭；局部机械排风；喷淋洗眼装置；报警器；防腐蚀护目镜、口罩、工作服、手套、鞋	上岗：牙酸蚀病；支气管哮喘；慢性阻塞性肺病 在岗：慢性阻塞性肺病
合成药磺化	三氯甲烷	接触性皮炎	密闭；通风；局部机械排风；防毒口罩	未规定
	氨	氨中毒	密闭；通风；局部机械排风；报警器；防毒口罩	上岗：慢性阻塞性肺病；支气管哮喘；慢性间质性肺病 在岗：支气管哮喘；慢性间质性肺病
	氰化物	氰及腈类化合物中毒	密闭；通风；局部机械排风；洗淋装置；报警器；防毒口罩	中枢神经系统器质性疾病
	多氯苯	痤疮	密闭；通风；局部机械排风；洗淋装置；防毒口罩	未规定
	甲醇	甲醇中毒		视网膜及神经疾病；中枢神经系统器质性疾病
	硫酸	化学性灼伤 牙酸蚀病	密闭；局部机械排风；喷淋洗眼装置；报警器；防腐蚀护目镜、口罩、工作服、手套、鞋	上岗：牙酸蚀病；支气管哮喘；慢性阻塞性肺病 在岗：慢性阻塞性肺病
合成药硝化	氨	氨中毒	密闭；通风；局部机械排风；报警器；防毒口罩	上岗：慢性阻塞性肺病；支气管哮喘；慢性间质性肺病 在岗：支气管哮喘；慢性间质性肺病

续 表

工序	职业病危害因素	可能引起的法定职业病	职业病防护措施	职业禁忌证
合成药硝化	二甲苯	二甲苯中毒	密闭；通风；局部机械排风；防毒口罩	上岗：血常规异常（白细胞 < 4×10^9/L 或中性细胞 < 2×10^9/L；血小板 < 8×10^{10}/L）；造血系统疾病 在岗：造血系统疾病
	酚	酚中毒	密闭；通风；局部机械排风；洗淋装置；防毒口罩	慢性肾脏疾病；严重的皮肤疾病
	硫酸、硝酸	化学性灼伤	密闭；局部机械排风；喷淋洗眼装置；报警器；防腐蚀护目镜、口罩、工作服、手套、鞋	上岗：牙酸蚀病；支气管哮喘；慢性阻塞性肺病 在岗：慢性阻塞性肺病
		牙酸蚀病		
合成药胺化	氨	氨中毒	密闭；通风；局部机械排风；报警器；防毒口罩	上岗：慢性阻塞性肺病；支气管哮喘；慢性间质性肺病 在岗：支气管哮喘；慢性间质性肺病
	苯	苯中毒	密闭；通风；局部机械排风；洗淋装置；防毒口罩	上岗：血常规异常（白细胞 < 4×10^9/L 或中性细胞 < 2×10^9/L；血小板 < 8×10^{10}/L）；造血系统疾病 在岗：造血系统疾病
		白血病		
	甲苯	甲苯中毒		
	二甲苯	二甲苯中毒		
	甲醇	甲醇中毒		视网膜及神经疾病；中枢神经系统器质性疾病
	一甲胺	一甲胺中毒	密闭；通风；局部机械排风；防毒口罩	慢性阻塞性肺病；支气管哮喘；慢性间质性肺病

续 表

工序	职业病危害因素	可能引起的法定职业病	职业病防护措施	职业禁忌证
合成药烃化	氨	氨中毒	密闭；通风；局部机械排风；报警器；防毒口罩	上岗：慢性阻塞性肺病；支气管哮喘；慢性间质性肺病 在岗：支气管哮喘；慢性间质性肺病
合成药烃化	苯	苯中毒	密闭；通风；局部机械排风；洗淋装置；防毒口罩	上岗：血常规异常（白细胞 $<4\times10^9$/L 或中性细胞 $<2\times10^9$/L；血小板 $<8\times10^{10}$/L）；造血系统疾病 在岗：造血系统疾病
合成药烃化	苯	白血病	密闭；通风；局部机械排风；洗淋装置；防毒口罩	上岗：血常规异常（白细胞 $<4\times10^9$/L 或中性细胞 $<2\times10^9$/L；血小板 $<8\times10^{10}$/L）；造血系统疾病 在岗：造血系统疾病
合成药烃化	甲苯	甲苯中毒	密闭；通风；局部机械排风；洗淋装置；防毒口罩	上岗：血常规异常（白细胞 $<4\times10^9$/L 或中性细胞 $<2\times10^9$/L；血小板 $<8\times10^{10}$/L）；造血系统疾病 在岗：造血系统疾病
合成药烃化	硝基甲苯	苯的氨基及硝基化合物（不包括三硝基甲苯）中毒	密闭；通风；局部机械排风；洗淋装置；防毒口罩	慢性肝病
合成药烃化	苯胺	苯的氨基及硝基化合物（不包括三硝基甲苯）中毒	密闭；通风；局部机械排风；洗淋装置；防毒口罩	慢性肝病
合成药烃化	酚	酚中毒	密闭；通风；局部机械排风；洗淋装置；防毒口罩	慢性肾脏疾病；严重的皮肤疾病
合成药烃化	硫酸二甲酯	硫酸二甲酯中毒	密闭；通风；局部机械排风；洗淋装置；防毒口罩	慢性阻塞性肺病；支气管哮喘
合成药烃化	甲醛	甲醛中毒	密闭；通风；局部机械排风；洗淋装置；防毒口罩	上岗：慢性阻塞性肺病；支气管哮喘；慢性间质性肺病；伴有气道高原反应的过敏性鼻炎 在岗：慢性间质性肺病；伴有气道高原反应的过敏性鼻炎
合成药烃化	甲醇	甲醇中毒	密闭；通风；局部机械排风；洗淋装置；防毒口罩	视网膜及神经疾病；中枢神经系统器质性疾病
合成药肼化	二硫化碳	二硫化碳中毒	密闭；通风；局部机械排风；洗淋装置；防毒口罩	中枢神经系统器质性疾病；多发性周围神经疾病；视网膜病变

续 表

工序	职业病危害因素	可能引起的法定职业病	职业病防护措施	职业禁忌证
合成药肼化	硫酸	化学性灼伤	密闭;局部机械排风;喷淋洗眼装置;报警器;防腐蚀护目镜、口罩、工作服、手套、鞋	上岗:牙酸蚀病;支气管哮喘;慢性阻塞性肺病 在岗:慢性阻塞性肺病
		牙酸蚀病		
合成药氰化	氰化物	氰及腈类化合物中毒	密闭;通风;局部机械排风;洗淋装置;报警器;防毒口罩	中枢神经系统器质性疾病
	硫酸	化学性灼伤	密闭;局部机械排风;喷淋洗眼装置;报警器;防腐蚀护目镜、口罩、工作服、手套、鞋	上岗:牙酸蚀病;支气管哮喘;慢性阻塞性肺病 在岗:慢性阻塞性肺病
		牙酸蚀病		
合成药醚化	苯	苯中毒	密闭;通风;局部机械排风;洗淋装置;防毒口罩	上岗:血常规异常(白细胞 < 4×10^9/L 或中性细胞 < 2×10^9/L;血小板 < 8×10^{10}/L);造血系统疾病 在岗:造血系统疾病
		白血病		
	甲苯	甲苯中毒		
	二甲苯	二甲苯中毒		
	硫酸二甲酯	硫酸二甲酯中毒		慢性阻塞性肺病;支气管哮喘
	甲醇	甲醇中毒		视网膜及神经疾病;中枢神经系统器质性疾病
	硫酸	化学性灼伤	密闭;局部机械排风;喷淋洗眼装置;报警器;防腐蚀护目镜、口罩、工作服、手套、鞋	上岗:牙酸蚀病;支气管哮喘;慢性阻塞性肺病 在岗:慢性阻塞性肺病
		牙酸蚀病		
合成药乙炔化	甲苯	甲苯中毒	密闭;通风;局部机械排风;洗淋装置;防毒口罩	上岗:血常规异常(白细胞 < 4×10^9/L 或中性细胞 < 2×10^9/L;血小板 < 8×10^{10}/L);造血系统疾病 在岗:造血系统疾病

续 表

工序	职业病危害因素	可能引起的法定职业病	职业病防护措施	职业禁忌证
合成药乙炔化	甲醛	甲醛中毒	密闭；通风；局部机械排风；洗淋装置；防毒口罩	上岗：慢性阻塞性肺病；支气管哮喘；慢性间质性肺病；伴有气道高原反应的过敏性鼻炎 在岗：慢性间质性肺病；伴有气道高原反应的过敏性鼻炎
合成药重氮化	苯胺	苯的氨基及硝基化合物（不包括三硝基甲苯）中毒	密闭；通风；局部机械排风；洗淋装置；防毒口罩	慢性肝病
	甲苯胺			
	对硝基苯胺			
	硫酸	化学性灼伤	密闭；局部机械排风；喷淋洗眼装置；报警器；防腐蚀护目镜、口罩、工作服、手套、鞋	上岗：牙酸蚀病；支气管哮喘；慢性阻塞性肺病 在岗：慢性阻塞性肺病
		牙酸蚀病		
合成药肟化	苯胺	苯的氨基及硝基化合物（不包括三硝基甲苯）中毒	密闭；通风；局部机械排风；洗淋装置；防毒口罩	慢性肝病
	三氯甲烷	接触性皮炎	密闭；通风；局部机械排风；防毒口罩	未规定
	硫酸	化学性灼伤	密闭；局部机械排风；喷淋洗眼装置；报警器；防腐蚀护目镜、口罩、工作服、手套、鞋	上岗：牙酸蚀病；支气管哮喘；慢性阻塞性肺病 在岗：慢性阻塞性肺病
		牙酸蚀病		
合成药肿化	对硝基苯胺	苯的氨基及硝基化合物（不包括三硝基甲苯）中毒	密闭；通风；局部机械排风；洗淋装置；防毒口罩	慢性肝病

续 表

工序	职业病危害因素	可能引起的法定职业病	职业病防护措施	职业禁忌证
合成药肿化	酚	酚中毒	密闭；通风；局部机械排风；洗淋装置；防毒口罩	慢性肾脏疾病；严重的皮肤疾病
合成药缩合	磷及其化合物	磷及其化合物中毒	密闭；通风；局部机械排风；防毒口罩	牙本质病变（不含龋齿）；下颌骨疾病；慢性肝病
	二氯乙烷	二氯乙烷中毒		慢性肝病；中枢神经系统器质性疾病
	三氯乙烯	三氯乙烯中毒		慢性肝病；过敏性皮肤病；中枢神经系统器质性疾病
	三氯甲烷	接触性皮炎		未规定
	氨	氨中毒	密闭；通风；局部机械排风；报警器；防毒口罩	上岗：慢性阻塞性肺病；支气管哮喘；慢性间质性肺病 在岗：支气管哮喘；慢性间质性肺病
	丙烯腈	氰及腈类化合物中毒		中枢神经系统器质性疾病
	二硫化碳	二硫化碳中毒	密闭；通风；局部机械排风；洗淋装置；防毒口罩	中枢神经系统器质性疾病；多发性周围神经疾病；视网膜病变
	苯	苯中毒		上岗：血常规异常（白细胞 $< 4\times10^9$/L 或中性细胞 $< 2\times10^9$/L；血小板 $< 8\times10^{10}$/L）；造血系统疾病 在岗：造血系统疾病
		白血病		
	甲苯	甲苯中毒		
	二甲苯	二甲苯中毒		
	苯胺	苯的氨基及硝基化合物（不包括三硝基甲苯）中毒		慢性肝病
	甲苯胺			

续 表

工序	职业病危害因素	可能引起的法定职业病	职业病防护措施	职业禁忌证
合成药缩合	酚	酚中毒	密闭；通风；局部机械排风；洗淋装置；防毒口罩	慢性肾脏疾病；严重的皮肤疾病
	二甲基甲酰胺	二甲基甲酰胺中毒		慢性肝病
	甲醛	甲醛中毒		上岗：慢性阻塞性肺病；支气管哮喘；慢性间质性肺病；伴有气道高原反应的过敏性鼻炎 在岗：慢性间质性肺病；伴有气道高原反应的过敏性鼻炎
	甲醇	甲醇中毒		视网膜及神经疾病；中枢神经系统器质性疾病
	硫酸	化学性灼伤	密闭；局部机械排风；喷淋洗眼装置；报警器；防腐蚀护目镜、口罩、工作服、手套、鞋	上岗：牙酸蚀病；支气管哮喘；慢性阻塞性肺病 在岗：慢性阻塞性肺病
		牙酸蚀病		
合成药环合	磷及其化合物	磷及其化合物中毒	密闭；通风；局部机械排风；防毒口罩	牙本质病变（不含龋齿）；下颌骨疾病；慢性肝病
	对苯二酚	接触性皮炎		未规定
	二氯乙烷	二氯乙烷中毒		慢性肝病；中枢神经系统器质性疾病
	氯丁二烯	氯丁二烯中毒		慢性肝病
	氰化物	氰及腈类化合物中毒	密闭；通风；局部机械排风；洗淋装置；报警器；防毒口罩	中枢神经系统器质性疾病

续 表

工序	职业病危害因素	可能引起的法定职业病	职业病防护措施	职业禁忌证
合成药环合	氨	氨中毒	密闭；通风；局部机械排风；洗淋装置；防毒口罩	上岗：慢性阻塞性肺病；支气管哮喘；慢性间质性肺病 在岗：支气管哮喘；慢性间质性肺病
	苯	苯中毒		上岗：血常规异常（白细胞 < 4×10^9/L 或中性细胞 < 2×10^9/L；血小板 < 8×10^{10}/L）；造血系统疾病 在岗：造血系统疾病
		白血病		
	甲苯	甲苯中毒		
	二甲苯	二甲苯中毒		
	苯胺	苯的氨基及硝基化合物（不包括三硝基甲苯）中毒		慢性肝病
	二苯胺			
	对硝基苯胺			
	甲醛	甲醛中毒		上岗：慢性阻塞性肺病；支气管哮喘；慢性间质性肺病；伴有气道高原反应的过敏性鼻炎 在岗：慢性间质性肺病；伴有气道高原反应的过敏性鼻炎
	甲醇	甲醇中毒		视网膜及神经疾病；中枢神经系统器质性疾病
	硫酸	化学性灼伤	密闭；局部机械排风；喷淋洗眼装置；报警器；防腐蚀护目镜、口罩、工作服、手套、鞋	上岗：牙酸蚀病；支气管哮喘；慢性阻塞性肺病 在岗：慢性阻塞性肺病
		牙酸蚀病		
合成药重排	磷及其化合物	磷及其化合物中毒	密闭；通风；局部机械排风；防毒口罩	牙本质病变（不含龋齿）；下颌骨疾病；慢性肝病

续 表

工序	职业病危害因素	可能引起的法定职业病	职业病防护措施	职业禁忌证
合成药重排	苯	苯中毒	密闭；通风；局部机械排风；洗淋装置；防毒口罩	上岗：血常规异常（白细胞 $< 4\times10^9$/L 或中性细胞 $< 2\times10^9$/L；血小板 $< 8\times10^{10}$/L）；造血系统疾病 在岗：造血系统疾病
		白血病		
合成药裂解	磷及其化合物	磷及其化合物中毒	密闭；通风；局部机械排风；防毒口罩	牙本质病变（不含龋齿）；下颌骨疾病；慢性肝病
	对苯二酚	接触性皮炎		未规定
	氨	氨中毒	密闭；通风；局部机械排风；报警器；防毒口罩	上岗：慢性阻塞性肺病；支气管哮喘；慢性间质性肺病 在岗：支气管哮喘；慢性间质性肺病
	二氧化硫	二氧化硫中毒		
	二硫化碳	二硫化碳中毒	密闭；通风；局部机械排风；洗淋装置；防毒口罩	中枢神经系统器质性疾病；多发性周围神经疾病；视网膜病变
	苯	苯中毒		上岗：血常规异常（白细胞 $< 4\times10^9$/L 或中性细胞 $< 2\times10^9$/L；血小板 $< 8\times10^{10}$/L）；造血系统疾病 在岗：造血系统疾病
		白血病		
	硫酸	化学性灼伤	密闭；局部机械排风；喷淋洗眼装置；报警器；防腐蚀护目镜、口罩、工作服、手套、鞋	上岗：牙酸蚀病；支气管哮喘；慢性阻塞性肺病 在岗：慢性阻塞性肺病
		牙酸蚀病		
合成药精制	磷及其化合物	磷及其化合物中毒	密闭；通风；局部机械排风；防毒口罩	牙本质病变（不含龋齿）；下颌骨疾病；慢性肝病
	对苯二酚	接触性皮炎		未规定

续 表

工序	职业病危害因素	可能引起的法定职业病	职业病防护措施	职业禁忌证
合成药精制	氨	氨中毒	密闭；通风；局部机械排风；洗淋装置；防毒口罩	上岗：慢性阻塞性肺病；支气管哮喘；慢性间质性肺病 在岗：支气管哮喘；慢性间质性肺病
	二氧化硫	二氧化硫中毒		
	甲苯	甲苯中毒		上岗：血常规异常（白细胞 < 4×10^9/L或中性细胞 < 2×10^9/L；血小板 < 8×10^{10}/L）；造血系统疾病 在岗：造血系统疾病
	二甲苯	二甲苯中毒		
	硫酸	化学性灼伤	密闭；局部机械排风；喷淋洗眼装置；报警器；防腐蚀护目镜、口罩、工作服、手套、鞋	上岗：牙酸蚀病；支气管哮喘；慢性阻塞性肺病 在岗：慢性阻塞性肺病
		牙酸蚀病		
合成药扩开环	铬酸盐	接触性皮炎	密闭；通风；局部机械排风；防毒口罩	慢性皮肤溃疡；萎缩性鼻炎
	三氯甲烷			未规定
	氯气	氯气中毒	密闭；通风；局部机械排风；报警器；防毒口罩	上岗：慢性阻塞性肺病；支气管哮喘；慢性间质性肺病 在岗：支气管哮喘；慢性间质性肺病
	硫酸	化学性灼伤	密闭；局部机械排风；喷淋洗眼装置；报警器；防腐蚀护目镜、口罩、工作服、手套、鞋	上岗：牙酸蚀病；支气管哮喘；慢性阻塞性肺病 在岗：慢性阻塞性肺病
		牙酸蚀病		

续 表

工序	职业病危害因素	可能引起的法定职业病	职业病防护措施	职业禁忌证
合成药硫化	氯气	氯气中毒	密闭；通风；局部机械排风；报警器；防毒口罩	上岗：慢性阻塞性肺病；支气管哮喘；慢性间质性肺病 在岗：支气管哮喘；慢性间质性肺病
	二硫化碳	二硫化碳中毒	密闭；通风；局部机械排风；洗淋装置；防毒口罩	中枢神经系统器质性疾病；多发性周围神经疾病；视网膜病变
	酚	酚中毒		慢性肾脏疾病；严重的皮肤疾病
合成药置换	氨	氨中毒	密闭；通风；局部机械排风；报警器；防毒口罩	上岗：慢性阻塞性肺病；支气管哮喘；慢性间质性肺病 在岗：支气管哮喘；慢性间质性肺病
	二氧化硫	二氧化硫中毒		
	对硝基苯胺	苯的氨基及硝基化合物（不包括三硝基甲苯）中毒	密闭；通风；局部机械排风；洗淋装置；防毒口罩	慢性肝病
	甲醇	甲醇中毒		视网膜及神经疾病；中枢神经系统器质性疾病
	硫酸	化学性灼伤	密闭；局部机械排风；喷淋洗眼装置；报警器；防腐蚀护目镜、口罩、工作服、手套、鞋	上岗：牙酸蚀病；支气管哮喘；慢性阻塞性肺病 在岗：慢性阻塞性肺病
		牙酸蚀病		
合成药中和成盐	三氯甲烷	接触性皮炎	通风防毒设施；过滤式防毒面具；防护服	未规定

续 表

工序	职业病危害因素	可能引起的法定职业病	职业病防护措施	职业禁忌证
合成药中和成盐	二氧化硫	二氧化硫中毒	密闭；通风；局部机械排风；报警器；防毒口罩	上岗：慢性阻塞性肺病；支气管哮喘；慢性间质性肺病 在岗：支气管哮喘；慢性间质性肺病
	氨	氨中毒		
	二硫化碳	二硫化碳中毒	密闭；通风；局部机械排风；洗淋装置；防毒口罩	中枢神经系统器质性疾病；多发性周围神经疾病；视网膜病变
	甲苯	甲苯中毒		上岗：血常规异常（白细胞 < 4×10^9/L或中性细胞 < 2×10^9/L；血小板 < 8×10^{10}/L）；造血系统疾病 在岗：造血系统疾病
	溴甲烷	溴甲烷中毒		中枢神经系统器质性疾病
	甲醇	甲醇中毒		视网膜及神经疾病；中枢神经系统器质性疾病
	硫酸	化学性灼伤	密闭；局部机械排风；喷淋洗眼装置；报警器；防腐蚀护目镜、口罩、工作服、手套、鞋	上岗：牙酸蚀病；支气管哮喘；慢性阻塞性肺病 在岗：慢性阻塞性肺病
		牙酸蚀病		
合成药聚合	二氧化硫	二氧化硫中毒	密闭；通风；局部机械排风；报警器；防毒口罩	上岗：慢性阻塞性肺病；支气管哮喘；慢性间质性肺病 在岗：支气管哮喘；慢性间质性肺病
	甲醛	甲醛中毒	密闭；通风；局部机械排风；洗淋装置；防毒口罩	上岗：慢性阻塞性肺病；支气管哮喘；慢性间质性肺病；伴有气道高原反应的过敏性鼻炎 在岗：慢性间质性肺病；伴有气道高原反应的过敏性鼻炎

续 表

工序	职业病危害因素	可能引起的法定职业病	职业病防护措施	职业禁忌证
合成药聚合	硫酸	化学性灼伤	密闭；局部机械排风；喷淋洗眼装置；报警器；防腐蚀护目镜、口罩、工作服、手套、鞋	上岗：牙酸蚀病；支气管哮喘；慢性阻塞性肺病 在岗：慢性阻塞性肺病
		牙酸蚀病		
合成药水解	氨	氨中毒	密闭；通风；局部机械排风；报警器；防毒口罩	上岗：慢性阻塞性肺病；支气管哮喘；慢性间质性肺病 在岗：支气管哮喘；慢性间质性肺病
	氰化物	氰及腈类化合物中毒	密闭；通风；局部机械排风；洗淋装置；报警器；防毒口罩	中枢神经系统器质性疾病
	二硫化碳	二硫化碳中毒	密闭；通风；局部机械排风；洗淋装置；防毒口罩	中枢神经系统器质性疾病；多发性周围神经疾病；视网膜病变
	苯	苯中毒		上岗：血常规异常（白细胞 < 4×10^9/L或中性细胞 < 2×10^9/L；血小板 < 8×10^{10}/L）；造血系统疾病 在岗：造血系统疾病
		白血病		
	甲苯	甲苯中毒		
	二甲苯	二甲苯中毒		
	重铬酸盐（六价铬）	六价铬化合物所致肺癌		慢性皮肤溃疡；萎缩性鼻炎
	甲醇	甲醇中毒		视网膜及神经疾病；中枢神经系统器质性疾病
	硫酸	化学性灼伤	密闭；局部机械排风；喷淋洗眼装置；报警器；防腐蚀护目镜、口罩、工作服、手套、鞋	上岗：牙酸蚀病；支气管哮喘；慢性阻塞性肺病 在岗：慢性阻塞性肺病
		牙酸蚀病		

续 表

<table>
<tr><th>工序</th><th>职业病危害因素</th><th>可能引起的法定职业病</th><th>职业病防护措施</th><th>职业禁忌证</th></tr>
<tr><td rowspan="4">合成药拆分</td><td>氨</td><td>氨中毒</td><td>密闭；通风；局部机械排风；报警器；防毒口罩</td><td>上岗：慢性阻塞性肺病；支气管哮喘；慢性间质性肺病
在岗：支气管哮喘；慢性间质性肺病</td></tr>
<tr><td rowspan="2">苯</td><td>苯中毒</td><td rowspan="3">密闭；通风；局部机械排风；洗淋装置；防毒口罩</td><td rowspan="2">上岗：血常规异常（白细胞 $< 4\times10^{9}$/L 或中性细胞 $< 2\times10^{9}$/L；血小板 $< 8\times10^{10}$/L）；造血系统疾病
在岗：造血系统疾病</td></tr>
<tr><td>白血病</td></tr>
<tr><td>甲醇</td><td>甲醇中毒</td><td>视网膜及神经疾病；中枢神经系统器质性疾病</td></tr>
<tr><td rowspan="6">合成药提取</td><td>三氯甲烷</td><td>接触性皮炎</td><td>密闭；通风；局部机械排风；防毒口罩</td><td>未规定</td></tr>
<tr><td>氨</td><td>氨中毒</td><td>密闭；通风；局部机械排风；报警器；防毒口罩</td><td>上岗：慢性阻塞性肺病；支气管哮喘；慢性间质性肺病
在岗：支气管哮喘；慢性间质性肺病</td></tr>
<tr><td rowspan="2">苯</td><td>苯中毒</td><td rowspan="3">密闭；通风；局部机械排风；洗淋装置；防毒口罩</td><td rowspan="3">上岗：血常规异常（白细胞 $< 4\times10^{9}$/L 或中性细胞 $< 2\times10^{9}$/L；血小板 $< 8\times10^{10}$/L）；造血系统疾病
在岗：造血系统疾病</td></tr>
<tr><td>白血病</td></tr>
<tr><td>甲苯</td><td>甲苯中毒</td></tr>
<tr><td rowspan="2">硫酸</td><td>化学性灼伤</td><td rowspan="2">密闭；局部机械排风；喷淋洗眼装置；报警器；防腐蚀护目镜、口罩、工作服、手套、鞋</td><td rowspan="2">上岗：牙酸蚀病；支气管哮喘；慢性阻塞性肺病
在岗：慢性阻塞性肺病</td></tr>
<tr><td>牙酸蚀病</td></tr>
</table>

续 表

工序	职业病危害因素	可能引起的法定职业病	职业病防护措施	职业禁忌证
合成药缩酮	氰化物	氰及腈类化合物中毒	密闭；通风；局部机械排风；洗淋装置；报警器；防毒口罩	中枢神经系统器质性疾病
	苯	苯中毒	密闭；通风；局部机械排风；洗淋装置；防毒口罩	上岗：血常规异常（白细胞＜4×10^{9}/L或中性细胞＜2×10^{9}/L；血小板＜8×10^{10}/L）；造血系统疾病 在岗：造血系统疾病
		白血病		
	甲苯	甲苯中毒		
	甲醇	甲醇中毒		视网膜及神经疾病；中枢神经系统器质性疾病
	硫酸	化学性灼伤	密闭；局部机械排风；喷淋洗眼装置；报警器；防腐蚀护目镜、口罩、工作服、手套、鞋	上岗：牙酸蚀病；支气管哮喘；慢性阻塞性肺病 在岗：慢性阻塞性肺病
		牙酸蚀病		
生化药提取	二甲苯	二甲苯中毒	密闭；通风；局部机械排风；防毒口罩	上岗：血常规异常（白细胞＜4×10^{9}/L或中性细胞＜2×10^{9}/L；血小板＜8×10^{10}/L）；造血系统疾病 在岗：造血系统疾病
	汽油	汽油中毒		严重慢性皮肤疾患；多发性周围神经疾病
	硫酸	化学性灼伤	密闭；局部机械排风；喷淋洗眼装置；报警器；防腐蚀护目镜、口罩、工作服、手套、鞋	上岗：牙酸蚀病；支气管哮喘；慢性阻塞性肺病 在岗：慢性阻塞性肺病
		牙酸蚀病		
合成药转化	硫酸	化学性灼伤	密闭；局部机械排风；喷淋洗眼装置；报警器；防腐蚀护目镜、口罩、工作服、手套、鞋	上岗：牙酸蚀病；支气管哮喘；慢性阻塞性肺病 在岗：慢性阻塞性肺病
		牙酸蚀病		

续 表

工序	职业病危害因素	可能引起的法定职业病	职业病防护措施	职业禁忌证
合成药干燥包装	高温	中暑	通风；降温措施；护目镜或面罩；热防护服	未控高血压；未控甲亢症；未控糖尿病；慢性肾炎；癫痫；全身瘢痕面积≥ 20%
	噪声	噪声聋	防噪声设施；耳塞（耳罩）	GBZ 188：7.1.1.1（上岗），7.1.2.1（在岗）所列
X 线检查的造影剂制造	钡及其化合物	钡及其化合物中毒	密闭；通风；局部机械排风；防毒口罩	钾代谢障碍；慢性器质性心脏病
合成药羧化	酚	酚中毒	密闭；通风；局部机械排风；洗淋装置；防毒口罩	慢性肾脏疾病；严重的皮肤疾病
合成药磁化	二苯胺	苯的氨基及硝基化合物（不包括三硝基甲苯）中毒	密闭；通风；局部机械排风；防毒口罩	慢性肝病
合成药蒸馏、蒸发	高温	中暑	通风；降温措施；护目镜或面罩；热防护服	未控高血压；未控甲亢症；未控糖尿病；慢性肾炎；癫痫；全身瘢痕面积≥ 20%
放射性药物生产	电离辐射	职业性放射性疾病	警示、隔离；防放射性护目镜、服装、手套	GBZ 98：4.1~4.12 规定
		白内障		

附表 3.12　化学纤维制造业主要工序职业病危害告知信息

工序	职业病危害因素	可能引起的法定职业病	职业病防护措施	职业禁忌证
纤维素纤维原料及纤维制造				
粘纤纺丝、切断、塑化	二硫化碳	二硫化碳中毒	密闭；通风；局部机械排风；洗淋装置；防毒口罩	中枢神经系统器质性疾病；多发性周围神经疾病；视网膜病变

续 表

工序	职业病危害因素	可能引起的法定职业病	职业病防护措施	职业禁忌证
粘纤纺丝、切断、塑化	硫化氢	硫化氢中毒	密闭；通风；局部机械排风；报警器；防毒口罩	中枢神经系统器质性疾病
	硫酸	化学性灼伤	密闭；局部机械排风；喷淋洗眼装置；报警器；防腐蚀护目镜、口罩、工作服、手套、鞋	上岗：牙酸蚀病；支气管哮喘；慢性阻塞性肺病 在岗：慢性阻塞性肺病
		牙酸蚀病		
粘纤精炼	二硫化碳	二硫化碳中毒	密闭；通风；局部机械排风；洗淋装置；防毒口罩	中枢神经系统器质性疾病；多发性周围神经疾病；视网膜病变
	硫化氢	硫化氢中毒	密闭；通风；局部机械排风；报警器；防毒口罩	中枢神经系统器质性疾病
	盐酸	化学性灼伤	密闭；局部机械排风；喷淋洗眼装置；报警器；防腐蚀护目镜、口罩、工作服、手套、鞋	上岗：牙酸蚀病；支气管哮喘；慢性阻塞性肺病 在岗：慢性阻塞性肺病
		牙酸蚀病		
水浆造粕，聚酯融体纺丝，合成纤维后处理	高温	中暑	通风；降温措施；护目镜或面罩；热防护服	未控高血压；未控甲亢症；未控糖尿病；慢性肾炎；癫痫；全身瘢痕面积≥20%
	噪声	噪声聋	防噪声设施；耳塞（耳罩）	GBZ 188：7.1.1.1（上岗），7.1.2.1（在岗）所列
浆粕漂泊	氯气	氯气中毒	密闭；通风；局部机械排风；报警器；防毒口罩	上岗：慢性阻塞性肺病；支气管哮喘；慢性间质性肺病 在岗：支气管哮喘；慢性间质性肺病

续 表

工序	职业病危害因素	可能引起的法定职业病	职业病防护措施	职业禁忌证
浆粕酸处理	盐酸	化学性灼伤	密闭；局部机械排风；喷淋洗眼装置；报警器；防腐蚀护目镜、口罩、工作服、手套、鞋	上岗：牙酸蚀病；支气管哮喘；慢性阻塞性肺病 在岗：慢性阻塞性肺病
		牙酸蚀病		
粘纤磺化、过滤、后溶解	二硫化碳	二硫化碳中毒	密闭；通风；局部机械排风；洗淋装置；防毒口罩	中枢神经系统器质性疾病；多发性周围神经疾病；视网膜病变
浆液蒸煮，粘纤烘干，聚酯切片纺丝	高温	中暑	通风；降温措施；护目镜或面罩；热防护服	未控高血压；未控甲亢症；未控糖尿病；慢性肾炎；癫痫；全身瘢痕面积≥20%
浆粕打浆	噪声	噪声聋	防噪声设施；耳塞（耳罩）	GBZ 188：7.1.1.1（上岗），7.1.2.1（在岗）所列
合成纤维制造				
锦纶缩聚	高温	中暑	通风；降温措施；护目镜或面罩；热防护服	未控高血压；未控甲亢症；未控糖尿病；慢性肾炎；癫痫；全身瘢痕面积≥20%
	电离辐射	职业性放射性疾病	警示、隔离；防放射性护目镜、服装、手套	GBZ 98：4.1~4.12 规定
		白内障		
锦纶纺丝	高温	中暑	通风；降温措施；护目镜或面罩；热防护服	未控高血压；未控甲亢症；未控糖尿病；慢性肾炎；癫痫；全身瘢痕面积≥20%
	噪声	噪声聋	防噪声设施；耳塞（耳罩）	GBZ 188：7.1.1.1（上岗），7.1.2.1（在岗）所列

续 表

工序	职业病危害因素	可能引起的法定职业病	职业病防护措施	职业禁忌证
腈纶纺丝	丙烯腈	氰及腈类化合物中毒	密闭；通风；局部机械排风；洗淋装置；防毒口罩	中枢神经系统器质性疾病
	高温	中暑	通风；降温措施；护目镜或面罩；热防护服	未控高血压；未控甲亢症；未控糖尿病；慢性肾炎；癫痫；全身瘢痕面积 ≥ 20%
	噪声	噪声聋	防噪声设施；耳塞（耳罩）	GBZ 188：7.1.1.1（上岗），7.1.2.1（在岗）所列
腈纶原液制备	丙烯腈	氰及腈类化合物中毒	密闭；通风；局部机械排风；洗淋装置；防毒口罩	中枢神经系统器质性疾病
腈纶溶剂回收，维纶缩醛化	硫酸	化学性灼伤	密闭；局部机械排风；喷淋洗眼装置；报警器；防腐蚀护目镜、口罩、工作服、手套、鞋	上岗：牙酸蚀病；支气管哮喘；慢性阻塞性肺病 在岗：慢性阻塞性肺病
		牙酸蚀病		
维纶湿纺	甲醇	甲醇中毒	密闭；通风；局部机械排风；防毒口罩	视网膜及神经疾病；中枢神经系统器质性疾病

附件 4　危化行业工作场所主要职业病危害因素职业接触限值

危化行业工作场所主要职业病危害因素职业接触限值，见附表 4。

附表 4 说明：该表内容摘自 GBZ 2.1—2007，GBZ 2.2—2007，GB 18871—2002，GB/T 14440—1993。

附表 4　危化行业工作场所主要职业病危害因素职业接触限值

职业病危害因素	成分 / 特性	职业接触限值（OELs，mg/m^3）			备注
		MAC	PC-TWA	PC-STEL	
国家已发布职业接触限值的粉尘					
矽尘	10% ≤ 游离 SiO_2 含量 ≤ 50%		总尘：1		
			呼尘：0.7		
	50% < 游离 SiO_2 含量 ≤ 80%		总尘：0.7		
			呼尘：0.3		
	游离 SiO_2 含量 > 80%		总尘：0.5		
			呼尘：0.2		
石棉尘（石棉含量 > 10%）	粉尘		总尘：0.8		
	纤维		0.8f/ml		
煤尘	游离 SiO_2 含量 <10%		总尘：4		凡游离 SiO_2 ≥ 10% 者，均按矽尘容许浓度对待
			呼尘：2.5		
炭黑尘			总尘：4		
石墨尘			总尘：4		
			呼尘：2		

续 表

职业病危害因素	成分 / 特性	职业接触限值（OELs，mg/m^3）			备注
		MAC	PC-TWA	PC-STEL	
滑石尘	游离 SiO_2 含量 <10%		总尘：3		凡游离 SiO_2 ≥ 10% 者，均按矽尘容许浓度对待
			呼尘：1		
国家已发布职业接触限值的化学物质					
氨			20	30	—
二甲苯胺			5	10	皮
钡及其可溶性化合物（按 Ba 计）			0.5	1.5	—
苯			6	10	皮，G1
苯胺			3	—	皮
丙烯腈			1	2	皮，G2B
丙烯酰胺			0.3	—	皮，G2A
氮氧化合物	一氧化氮		15	—	—
	二氧化氮		5	10	—
氢醌（对苯二酚）			1	2	—
对硝基苯胺			3	—	皮
二苯胺			10	—	—
二甲苯（全部异构体）			50	100	—
二甲基甲酰胺			20	—	皮

续 表

职业病危害因素	成分 / 特性	职业接触限值（OELs，mg/m^3）			备注
		MAC	PC–TWA	PC–STEL	
二硫化碳			5	10	皮
1，2–二氯乙烷			7	15	G2B
二硝基苯（全部异构体）			1	—	皮
二硝基甲苯			0.2	—	皮，G2B（2，4–二硝基甲苯；2，6–二硝基甲苯）
二氧化硫			5	10	—
二异氰酸甲苯酯（TDI）			0.1	0.2	敏，G2B
钒及其化合物（按V计）	五氧化二钒烟尘		0.05	—	—
	钒铁合金尘		1	—	—
酚			10	—	皮
氟化物（不含氟化氢）（按F计）			2	—	—
镉及其化合物（按Cd计）			0.01	0.02	G1
汞–金属汞（蒸汽）			0.02	0.04	皮
汞–有机汞化合物（按Hg计）			0.01	0.03	皮

续　表

职业病危害因素	成分 / 特性	职业接触限值（OELs，mg/m^3）			备注
		MAC	PC–TWA	PC–STEL	
光气		0.5	–	–	–
甲苯			50	100	皮
N– 甲苯胺			2	–	皮
甲醇			25	50	皮
甲醛		0.5	–	–	敏，G1
煤焦油沥青挥发物（按苯溶物计）			0.2	–	G1
石油沥青烟（按苯溶物计）			5	–	G2B
磷化氢		0.3	–	–	–
磷及其化合物	黄磷		0.05	0.1	–
	五氧化二磷	1	–	–	–
硫化氢		10	–	–	–
硫酸			1	2	G1
硫酸二甲酯			0.5	–	皮，G2A
氯丙烯			2	4	–
β– 氯丁二烯			4	–	皮，G2B
升汞（氯化汞）			0.025	–	–
氯甲甲醚		0.005	–	–	G1
氯		1	–	–	–

续 表

职业病危害因素	成分 / 特性	职业接触限值（OELs，mg/m^3）			备注
		MAC	PC–TWA	PC–STEL	
氯乙烯			10	–	G1
锰及其无机化合物（按 MnO_2 计）			0.15	–	–
偏二甲基肼			0.5	–	皮，G2B
溶剂汽油			300	–	–
铅及其无机化合物（按 Pb 计）	铅尘		0.05	–	G2B（铅），G2A（铅的无机化合物）
	铅烟		0.03	–	
氰化氢（按 CN 计）		1	–	–	皮
氰化物（按 CN 计）		1	–	–	皮
三氯甲烷			20	–	G2B
三氯乙烯			30	–	G2A
三硝基甲苯			0.2	0.5	皮
砷化氢（胂）		0.03	–	–	G1
砷及其无机化合物（按 As 计）			0.01	0.02	G1
四氯化碳			15	25	皮，G2B
四乙基铅（按 Pb 计）			0.02	–	皮
松节油			300	–	–

续 表

职业病危害因素	成分/特性	职业接触限值（OELs，mg/m³）			备注
		MAC	PC-TWA	PC-STEL	
羰基镍（按Ni计）		0.002	–	–	G1
五氯酚					
硝基苯			2	–	皮，G2B
硝基甲苯（全部异构体）			10	–	皮
溴甲烷			2	–	皮
氯化氢及盐酸		7.5	–	–	
氧化锌			3	5	–
一甲胺			5	10	–
一氧化碳	非高原		20	30	–
	海拔2000~3000m	20	–	–	–
	海拔>3000m	15	–	–	–
正己烷			100	180	皮
三氧化铬、铬酸盐、重铬酸盐（按Cr计）			0.05	–	G1
国家尚未发布职业接触限值的化学物质					
β-萘胺					
多氯苯					

续 表

职业病危害因素	成分 / 特性	职业接触限值（OELs，mg/m³）			备注
		MAC	PC–TWA	PC–STEL	
氟化氰					
联苯胺					
磷化铝					
磷化锌					
醚					
有机锡					
有机氟聚合物单体及其热裂解物					
硝酸					
有机磷农药					
氨基甲酸酯类农药					
拟除虫菊酯类农药					
杀虫脒					
森林脑炎病毒					
国家已发布职业接触限值的物理因素					
高温		按不同接触时间和体劳强度分别规定，见 GBZ 2.2			
噪声		8h 或 40h 等效声级 85dB（A）；脉冲噪声另有规定，见 GBZ 2.2			
局部振动		4h 等能量频率计权振动加速度 5m/s²			

续 表

职业病危害因素	成分 / 特性	职业接触限值（OELs，mg/m^3）			备注
		MAC	PC-TWA	PC-STEL	
电离辐射	放射工作人员	连续 5 年的年平均有效剂量≤ 20mSv，任何一年中的有效剂量≤ 50mSv			GB 18871
	非放射工作人员	连续 5 年的年平均有效剂量≤ 1mSv，任何一年中的有效剂量≤ 5mSv			

附件 5　危化行业劳动者在岗期间职业健康检查规定

危化行业劳动者在岗期间职业健康检查规定，见附表 5。

附表 5 说明：该表内容摘自 GBZ 188—2014。

附表 5　危化行业劳动者在岗期间职业健康检查规定

职业病危害因素	检查性质	检查对象	作业危害级别	检查周期	备注
矽尘	强制性	接触劳动者	Ⅰ	2 年 1 次	
			≥Ⅱ	1 年 1 次	
		观察对象		1 年 1 次	连续 5 年
		矽肺患者		1 年 1 次	病情需要时随时检查
石棉尘	强制性	接触劳动者	Ⅰ	2 年 1 次	
			≥Ⅱ	1 年 1 次	
		观察对象		1 年 1 次	连续 5 年
		石棉肺患者		1 年 1 次	病情需要时随时检查
煤尘	强制性	接触劳动者	Ⅰ	3 年 1 次	
			≥Ⅱ	2 年 1 次	
		观察对象		1 年 1 次	连续 5 年
		尘肺患者		1 ~ 2 年 1 次	病情需要时随时检查
炭黑尘 石墨尘 滑石尘	强制性	接触劳动者	Ⅰ	4 年 1 次	
			≥Ⅱ	2 ~ 3 年 1 次	
		观察对象		1 年 1 次	连续 5 年

续 表

职业病危害因素	检查性质	检查对象	作业危害级别	检查周期	备注
炭黑尘 石墨尘 滑石尘	强制性	尘肺患者		1～2年1次	病情需要时随时检查
氨	强制性	接触劳动者		1年1次	
钡化合物	推荐性	接触劳动者		3年1次	
丙烯酰胺	强制性	接触劳动者	Ⅰ	2年1次	
			≥Ⅱ	1年1次	
氮氧化物	强制性	接触劳动者		1年1次	
苯（甲苯、二甲苯参照执行）	强制性	接触劳动者		1年1次	
二甲基甲酰胺	强制性	接触劳动者		肝功能检查半年1次	
				健康检查3年1次	
二硫化碳	强制性	接触劳动者		1年1次	
1，2–二氯乙烷	推荐性	接触劳动者		3年1次	
二氧化硫	强制性	接触劳动者		1年1次	
二异氰酸甲苯酯（TDI）	强制性	接触劳动者		初次接触前2年，每半年检1次，2年后1年检1次；在岗新发生过敏性鼻炎者，每3月检1次，连续1年，1年后改为每年检1次	

续 表

职业病危害因素	检查性质	检查对象	作业危害级别	检查周期	备注
钒及其无机化合物	推荐性	接触劳动者		3 年 1 次	
酚（对苯二酚）	推荐性	接触劳动者		3 年 1 次	
氰及其无机化合物（氰化氰）	强制性	接触劳动者		1 年 1 次	
镉及其无机化合物	强制性	接触劳动者		1 年 1 次	
汞及其无机化合物	强制性	接触劳动者	Ⅰ	2 年 1 次	
			≥Ⅱ	1 年 1 次	
光气	推荐性	接触劳动者		3 年 1 次	
甲醇	推荐性	接触劳动者		3 年 1 次	
甲醛	强制性	接触劳动者		1 年 1 次	
磷及其无机化合物	强制性	接触劳动者		肝功能检查半年 1 次	
				1 年 1 次	
磷化氢（磷化铝、磷化锌）	推荐性	接触劳动者		3 年 1 次	
硫化氢	推荐性	接触劳动者		3 年 1 次	
硫酸二甲酯	推荐性	接触劳动者		3 年 1 次	
氯丙烯	强制性	接触劳动者		1 年 1 次	
氯丁二烯	强制性	接触劳动者		肝功能检查半年 1 次	
				1 年 1 次	

续 表

职业病危害因素	检查性质	检查对象	作业危害级别	检查周期	备注
氯甲醚	强制性	接触劳动者		1年1次	
氯气	强制性	接触劳动者		1年1次	
氯乙烯	强制性	接触劳动者		肝功能检查半年1次	
			Ⅰ	2年1次	
			≥Ⅱ	1年1次	
锰及其无机化合物	强制性	接触劳动者		1年1次	
偏二甲基肼	推荐性	接触劳动者		3年1次	
汽油	强制性	接触劳动者		1年1次	
铅及其无机化合物	强制性	接触劳动者		400μg/L≤血铅≤600μg/L，或70μg/L≤尿铅≤120μg/L，每3月复查1次；血铅<400μg/L，或尿铅<70μg/L，每年复查1次	
四乙基铅	推荐性	接触劳动者		3年1次	
丙烯腈	推荐性	接触劳动者		3年1次	
氰化氢					
氰化物					
三氯乙烯	强制性	接触劳动者		上岗后前3月，每周皮肤科常规检查1次；健康检查3年1次	

续　表

职业病危害因素	检查性质	检查对象	作业危害级别	检查周期	备注
三硝基甲苯	强制性	接触劳动者		肝功能检查半年1次	
				健康检查1年1次	
砷	强制性	接触劳动者		肝功能检查半年1次	
			Ⅰ	2年1次	
			≥Ⅱ	1年1次	
砷化氢	推荐性	接触劳动者		3年1次	
四氯化碳	强制性	接触劳动者		肝功能检查半年1次	
				健康检查3年1次	
羰基镍	推荐性	接触劳动者		3年1次	
五氯酚	推荐性	接触劳动者		3年1次	
苯胺	推荐性	接触劳动者		3年1次	
甲苯胺					
二甲苯胺					
N，N-二甲基苯胺					
二苯胺					
硝基苯					
硝基甲苯					
对硝基苯胺					
二硝基苯					
二硝基甲苯					

续 表

职业病危害因素	检查性质	检查对象	作业危害级别	检查周期	备注
溴甲烷	推荐性	接触劳动者		3年1次	
酸雾或酸酐	强制性	接触劳动者		2年1次	
氧化锌	推荐性	接触劳动者		3年1次	
一甲胺	推荐性	接触劳动者		3年1次	
一氧化碳	推荐性	接触劳动者		3年1次	
正己烷	强制性	接触劳动者		1年1次	
铬及其无机化合物	强制性	接触劳动者		1年1次	
联苯胺	强制性	接触劳动者		1年1次	
有机锡（三烷基锡）	推荐性	接触劳动者		3年1次	
有机氟聚合物单体及其热裂解物	推荐性	接触劳动者		3年1次	
有机磷杀虫剂	强制性	接触劳动者		3年1次	
氨基甲酸酯类杀虫剂	强制性	接触劳动者		3年1次	
拟除虫菊酯类农药	推荐性	接触劳动者		3年1次	
高温	强制性	接触劳动者		1年1次	高温季节到来前检查
噪声	强制性	接触劳动者	8h或40h等效声级≥85dB（A）	1年1次	

续 表

职业病危害因素	检查性质	检查对象	作业危害级别	检查周期	备注
噪声	强制性	接触劳动者	80dB（A）≤ 8h 或 40h 等效声级 < 85dB（A）	2 年 1 次	
局部振动	强制性	接触劳动者		2 年 1 次	
电离辐射	强制性	放射作业劳动者		1 ~ 2 年 1 次	

附件 6 危化行业职业病防治专项集体合同文本引用依据

序号	条目名称	制定机构	公布 / 发布	实施时间	备注
公用依据					
1	职业病防治法	全国人大常委会	国家主席令第 60 号	2002-05-01	法律
		全国人大常委会	国家主席令第 52 号	2011-12-31	
2	中华人民共和国工会法	全国人大常委会	国家主席令第 62 号	2001-10-27	法律
3	劳动合同法	全国人大常委会	国家主席令第 73 号	2013-07-01	法律
4	使用有毒物品作业场所劳动保护条例	国务院	国务院令第 352 号	2002-05-12	法规
5	放射性同位素与射线装置安全和防护条例	国务院	国务院令第 449 号	2005-12-01	法规
6	工伤保险条例	国务院	国务院令第 586 号	2011-01-01	法规
7	女职工劳动保护特别规定	国务院	国务院令第 619 号	2012-04-28	法规
8	集体合同规定	劳动和社会保障部	劳动和社会保障部令第 22 号	2004-05-01	规章
9	产业结构调整指导目录	国家发改委	国家发改委令第 21 号	2013-05-01	规章
10	生产安全事故应急预案管理办法	国家安监总局	安监总局令第 17 号	2009-05-01	规章

续 表

序号	条目名称	制定机构	公布 / 发布	实施时间	备注
11	工作场所职业卫生监督管理规定	国家安监总局	安监总局令第 47 号	2012-06-01	规章
12	用人单位职业健康监护监督管理办法	国家安监总局	安监总局令第 49 号	2012-06-01	规章
13	企业安全生产应急管理九条规定	国家安监总局	安监总局令第 74 号	2015-02-28	规章
14	用人单位职业病危害防治八条规定	国家安监总局	安监总局令第 76 号	2015-03-24	规章
15	职业病诊断与鉴定管理办法	国家卫生部	卫生部令第 91 号	2013-04-10	规章
16	劳动防护用品配备标准（试行）	国家经济贸易委员会	国经贸安全〔2000〕189 号文件	2000-03-06	规范性文件
17	部分工业行业淘汰落后生产工艺装备和产品指导目录（2010 年本）	国家工信部	工产业〔2010〕第 122 号	2010-10-13	规范性文件
18	特种劳动防护用品安全标志实施细则	国家安监总局	安监总规划字〔2005〕149 号	2005-10-13	规范性文件
19	建设项目职业病危害风险分类管理目录	国家安监总局	安监总安健〔2012〕73 号	2012-05-31	规范性文件
20	防暑降温措施管理办法	国家安监总局	安监总安健〔2012〕89 号	2012-06-29	规范性文件
21	职业卫生档案管理规范	国家安监总局	安监总厅安健〔2013〕171 号	2013-12-31	规范性文件

续 表

序号	条目名称	制定机构	公布 / 发布	实施时间	备注
22	用人单位职业病危害告知与警示标识管理规范	国家安监总局	安监总厅安健〔2014〕111 号	2014-11-13	规范性文件
23	用人单位职业病危害因素定期检测管理规范	国家安监总局	安监总厅安健〔2015〕16 号	2015-02-28	规范性文件
24	职业病危害因素分类目录	国家卫生部	卫法监发 [2002]63 号	2002-03-11	规范性文件
25	职业病分类与目录	国家卫生计生委	国卫疾控发〔2013〕48 号	2013-12-23	规范性文件
26	放射工作人员的健康标准 GBZ 98	国家卫生部	2002-04-08	2002-6-01	国家职业卫生标准
27	工作场所职业病危害警示标识 GBZ 158	国家卫生部	2003-06-03	2003-12-01	国家职业卫生标准
28	工作场所有害因素职业接触限值　第 1 部分：化学有害因素 GBZ 2.1	国家卫生部	2007-04-27	2007-11-01	国家职业卫生标准
29	工作场所有害因素职业接触限值　第 2 部分：物理因素 GBZ 2.2	国家卫生部	2007-04-12	2007-11-01	国家职业卫生标准
30	工作场所防止职业中毒卫生工程防护措施规范 GBZ/T 194	国家卫生部	2007-08-13	2008-02-01	国家职业卫生标准

续 表

序号	条目名称	制定机构	公布 / 发布	实施时间	备注
31	密闭空间作业职业危害防护规范 GBZ/T 205	国家卫生部	2007-09-25	2008-03-01	国家职业卫生标准
32	工作场所有毒气体检测报警装置设置规范 GBZT 223	国家卫生部	2009-11-08	2010-06-01	国家职业卫生标准
33	工业企业设计卫生标准GBZ1	国家卫生部	2010-01-22	2010-08-01	国家职业卫生标准
34	用人单位职业病防治指南 GBZ/T 225	国家卫生部	2010-01-22	2010-08-01	国家职业卫生标准
35	黑色金属冶炼及压延加工业职业卫生防护技术规范 GBZ/T 231	国家卫生部	2010-04-12	2010-11-01	国家职业卫生标准
36	放射工作人员职业健康监护技术规范 GBZ 235	国家卫生部	2011-01-21	2011-08-01	国家职业卫生标准
37	职业健康监护技术规范 GBZ 188	国家卫生计生委	2014-05-14	2014-10-01	国家职业卫生标准
38	电离辐射防护与辐射源安全基本标准 GB 18871	国家质量监督检验检疫总局	2002-10-08	2003-04-01	国家标准
39	个体防护装备选用规范 GB 11651	国家标准化管理委员会	2008-12-11	2009-10-01	国家标准

续 表

序号	条目名称	制定机构	公布 / 发布	实施时间	备注
40	国民经济行业分类GB/T 4754	国家标准化管理委员会	2011-04-09	2011-11-01	国家标准
41	个体防护装备配备基本要求GB/T 29510	国家标准化管理委员会	2013-05-09	2014-02-01	国家标准
42	生产经营单位生产安全事故应急预案编制导则 GB/T 29639	国家标准化管理委员会	2013-07-19	2013-10-01	国家标准
43	日用化学产品生产企业防尘防毒技术要求AQ 4238	国家安监总局	2014-02-24	2014-06-01	安全行业标准
44	职业分类目录	人力资源和社会保障部（国家职业资格管理）	http://ms.nvq.net.cn/nvqdbApp/htm/fenlei/index.html		官方网站
45	用人单位职业病危害因素日常监测和定期检测管理规范（征求意见稿）	国家安监总局	安健函〔2014〕86号	2014-12-31	规范性文件
危化行业范本 · 行业依据					
1	危险化学品重大危险源监督管理暂行规定	国家安监总局	安监总局令第40号	2011-12-01	规章
2	化工（危险化学品）企业保障生产安全十条规定（安监总局令第64号）	国家安监总局	安监总局令第64号	2013-09-18	规章

续 表

序号	条目名称	制定机构	公布 / 发布	实施时间	备注
3	危险化学品安全使用许可适用行业目录（2013 年版）	国家安监总局	安监总局公告 2013 年第 3 号	2013-02-21	公告
4	关于加强化工企业泄漏管理的指导意见	国家安监总局	安监总管三〔2014〕94 号	2014-08-29	规范性文件
5	化学品生产单位设备检修作业安全规范 AQ 3026	国家安监总局	2008-11-19	2009-01-01	安全行业标准
6	化学品生产单位盲板抽堵作业安全规范 AQ 3027	国家安监总局	2008-11-19	2009-01-01	安全行业标准
7	化学品生产单位受限空间作业安全规范 AQ 3028	国家安监总局	2008-11-19	2009-01-01	安全行业标准
8	危险化学品重大危险源安全监控通用技术规范 AQ 3035	国家安监总局	2010-09-06	2011-05-01	安全行业标准
9	化工企业劳动防护用品选用及配备 AQ/T 3048	国家安监总局	2013-06-08	2013-10-01	安全行业标准
10	日用化学产品生产企业防尘防毒技术要求 AQ 4238	国家安监总局	2014-02-24	2014-06-01	安全行业标准
11	涂料生产企业安全技术规程（送审稿）AQ 5204	国家安监总局	2008-11-19	2009-01-01	安全行业标准送审稿

图书在版编目（CIP）数据

危化行业职业病防治专项集体合同实用指南 /《危化行业职业病防治专项集体合同实用指南》编写组编. —北京：中国工人出版社，2016.10

ISBN 978-7-5008-6564-3

Ⅰ. ①危… Ⅱ. ①危… Ⅲ. ①化学工业—职业病—防治—集体合同—中国—指南 Ⅳ. ①D922.525

中国版本图书馆CIP数据核字（2016）第247289号

危化行业职业病防治专项集体合同实用指南

出版人	芮宗金
责任编辑	安　静
责任校对	赵贵芬
责任印制	栾征宇
出版发行	中国工人出版社
地　　址	北京市东城区鼓楼外大街45号　邮编：100120
网　　址	http://www.wp-china.com
电　　话	（010）62350006（总编室）　（010）62005039（出版物流部） （010）62382916（职工教育分社）
发行热线	（010）62005049　（010）62005042（传真）
经　　销	各地书店
印　　刷	北京睿特印刷厂
开　　本	710毫米×1000毫米　1/16
印　　张	16
字　　数	250千字
版　　次	2017年1月第1版　2017年1月第1次印刷
定　　价	32.00元